Geetika Pable
Suparna G. Saha
Rolly Agarwal

Materiais Inteligentes em Odontologia

Geetika Pable
Suparna G. Saha
Rolly Agarwal

Materiais Inteligentes em Odontologia

ScienciaScripts

Imprint

Any brand names and product names mentioned in this book are subject to trademark, brand or patent protection and are trademarks or registered trademarks of their respective holders. The use of brand names, product names, common names, trade names, product descriptions etc. even without a particular marking in this work is in no way to be construed to mean that such names may be regarded as unrestricted in respect of trademark and brand protection legislation and could thus be used by anyone.

Cover image: www.ingimage.com

This book is a translation from the original published under ISBN 978-620-7-84412-8.

Publisher:
Sciencia Scripts
is a trademark of
Dodo Books Indian Ocean Ltd. and OmniScriptum S.R.L publishing group

120 High Road, East Finchley, London, N2 9ED, United Kingdom
Str. Armeneasca 28/1, office 1, Chisinau MD-2012, Republic of Moldova, Europe
Printed at: see last page
ISBN: 978-620-8-13419-8

Índice

INTRODUÇÃO

Os avanços nas tecnologias da informação, comunicação e saúde desencadearam uma mudança de paradigma na medicina dentária moderna - a transição para a chamada **SMART DENTISTRY (medicina dentária inteligente).** Com a invenção de melhores tecnologias e a sua subsequente utilização nos domínios médico e dentário, percorremos um longo caminho.

Os materiais dentários inteligentes são concebidos para responder de forma inteligente às alterações fisiológicas e aos estímulos ambientais locais para proteger os dentes e promover a saúde oral. A placa dentária, ou biofilmes, pode reduzir substancialmente o pH local, causando desmineralização que pode então progredir para cáries dentárias. Recentemente, têm-se registado progressos no desenvolvimento de materiais dentários inteligentes que possuem capacidades antibacterianas e remineralizantes em resposta ao pH oral local, a fim de suprimir as cáries, promover a mineralização e proteger as estruturas dentárias. Como não existia um único material em medicina dentária que fosse ideal por natureza e cumprisse todos os requisitos de um material ideal, a procura de um ***"material de restauração ideal"*** continuou e foi introduzida uma nova geração de materiais. [1]

A medicina dentária atravessou uma era em que se assistiu a uma utilização generalizada de materiais passivos e inertes. Estes foram concebidos de forma a não interagirem com os tecidos e/ou fluidos corporais. Seguiu-se um período em que foram observados alguns materiais com calibre para atuar como materiais *"activos"*. O primeiro comportamento ativo observado no campo da medicina dentária foi a libertação de "flúor" de alguns materiais dentários. Estes são designados como ***inteligentes***, uma vez que estes materiais *suportam a estrutura dentária remanescente ao* ponto de se poder efetuar uma preparação mais conservadora. [1] Alguns destes materiais são também de natureza ***"bio-mimética"***, uma vez que as suas propriedades podem imitar as estruturas naturais dos dentes, como o esmalte ou a dentina[1].

McCabe et al. definiram "materiais inteligentes" como materiais cujas propriedades podem ser alteradas de forma controlada por estímulos, tais como

- stress,

- temperatura,

- humidade,

- pH, e

- Campos eléctricos ou magnéticos.

Estes materiais são também designados por *materiais reactivos.*

Takagi (1990) explicou-os como materiais inteligentes que respondem às mudanças ambientais nas condições mais óptimas e revelam as suas próprias funções de acordo com o ambiente.

Os materiais inteligentes já existem há muitos anos e têm encontrado um grande número de aplicações. A utilização dos termos "smart" e "inteligente" para descrever materiais e sistemas teve origem nos EUA e começou na década de 1980. O comportamento inteligente ocorre quando um material consegue sentir algum estímulo do seu ambiente e reagir a ele de uma forma útil, fiável, reproduzível e geralmente reversível. Uma caraterística fundamental do comportamento inteligente é a sua capacidade de regressar ao estado original mesmo depois de o estímulo ter sido removido.

Alguns investigadores afirmam que nenhum material é, por si só, verdadeiramente inteligente, ao contrário de ser simplesmente reativo. Insistem que ser inteligente não é o mesmo que adaptação e feedback. Outros estabelecem uma peculiaridade entre o meramente inteligente e o verdadeiramente inteligente, no sentido da adaptação e do feedback.

Outros estabelecem uma peculiaridade entre o meramente inteligente e o verdadeiramente inteligente, no sentido de ser capaz de fazer coisas como tomar decisões ou reparar-se a si próprio. Nenhum material artificial é ainda inteligente neste sentido.

Nesta dissertação, pretendemos incorporar uma gama de materiais em medicina dentária que mostram evidências de algum tipo de resposta inteligente em conjunto com as novas invenções e tecnologias que nos estão a ajudar como dentistas e a permitir-nos prestar melhores serviços de saúde à sociedade.

Não apenas com a formulação de materiais mais recentes, a medicina dentária também beneficiou muito ao estender os seus braços, agarrando também a tecnologia do mundo da engenharia. Com a assimilação de ideias da Inteligência Artificial e da tecnologia CAD-CAM, a medicina dentária cresceu várias vezes.

EVOLUÇÃO DOS MATERIAIS DENTÁRIOS INTELIGENTES

A história da medicina dentária operatória remonta à época em que os babilónios, assírios e egípcios (4500-4000 a.C.) estavam familiarizados com o ouro, e os etruscos e fenícios (2700 a.C.) praticavam coroas de ouro. Desde então, tem havido muitos avanços, progressos e investigações que têm prosseguido continuamente. Estas invenções transformaram a prática da dentisteria operatória numa prática mais eficiente e mais confortável para os pacientes, bem como para a equipa operatória.

O desenvolvimento de materiais de impressão altamente precisos, que aumentaram a conveniência de fazer impressões precisas e estáveis para restaurações indirectas, afectou positivamente o dentista no seu dia a dia. Em breve, estes materiais poderão ser substituídos na maioria das aplicações pelos fantásticos desenvolvimentos na digitalização ótica. As mudanças transformadoras no tratamento de espaços edêntulos surgiram com a utilização bem sucedida de titânio comercialmente puro (cpTi) para implantes dentários, que se integram no osso natural para proporcionar estabilidade. [5]

[th]Com o início do século XX, surgiram muitos aperfeiçoamentos e melhorias na qualidade de vários materiais e processos utilizados na dentisteria de restauração. Os testes físicos e mecânicos, combinados com os fundamentos da ciência da engenharia, foram aplicados a projetos de estruturas e materiais de restauração. As deficiências dos materiais foram reconhecidas e melhoradas com o advento de novas tecnologias. Por conseguinte, foram feitos esforços intensos para inventar e melhorar produtos com as propriedades necessárias, concebidos para fins específicos [6,7,8]

CLASSIFICAÇÃO DOS MATERIAIS INTELIGENTES

Com base nas suas interações com o ambiente, os materiais dentários são atualmente classificados em termos gerais como

BIOINERT (PASSIVO)

Os materiais biologicamente inertes, ou bioinertes, são aqueles que não iniciam uma resposta ou interagem quando introduzidos em tecidos biológicos.

BIOACTIVO

Provocação de uma resposta biológica na interface material-tecido, resultando no desenvolvimento de uma ligação biológica.

MATERIAIS BIOREABSORVÍVEIS

Bioreabsorvível refere-se a um material que, ao ser colocado no corpo humano, começa a dissolver-se (reabsorvido) e a ser lentamente substituído por tecido em desenvolvimento (como o osso). Exemplos comuns de materiais bio-reabsorvíveis são o fosfato tricálcico [Ca3(PO4)2] e os copolímeros de ácido poli-lático-poli-glicólico. O óxido de cálcio, o carbonato de cálcio e o gesso são outros materiais comuns que têm sido utilizados nas últimas três décadas[9].

Materiais inteligentes passivos: Detectam as mudanças externas e reagem a elas sem controlo externo. Também possuem a propriedade de auto-reparação. Alguns exemplos são:

- GIC
- Compómero
- GIC modificado com resina
- Compostos dentários

Materiais inteligentes activos: Os materiais activos detectam as mudanças no ambiente e respondem a elas.

Fairweather (1998) definiu os materiais inteligentes activos como os materiais que possuem a capacidade de modificar as suas propriedades geométricas ou materiais sob a aplicação de campos eléctricos, térmicos ou magnéticos, adquirindo assim uma capacidade inerente de transduzir energia. Utilizam um circuito de retroação que lhes permite funcionar como uma resposta cognitiva através de um mecanismo ou sistema controlado. [10]

CRITÉRIO PARA MATERIAIS DENTÁRIOS INTELIGENTES

Os materiais dentários são estáveis e têm maior durabilidade se não reagirem com o ambiente e permanecerem passivos. Ao mesmo tempo, espera-se que os materiais sejam bem aceites e não causem danos nem lesões.

Esta é uma abordagem totalmente negativa à tolerância e biocompatibilidade dos materiais. Esta perspetiva esconde a possibilidade de se obterem ganhos positivos através da utilização de materiais que se comportam de forma mais dinâmica no ambiente em que são colocados. Os materiais dentários actuais são improvisados. A utilização de materiais inteligentes tem feito uma grande revolução na medicina dentária, que inclui a utilização de materiais de restauração, tais como compósitos inteligentes, cerâmicas inteligentes, compómeros, ionómero de vidro modificado por resina, fossa amorfa libertadora de fosfato de cálcio e selantes de fissuras e outros materiais, tais como ligas ortodônticas com memória de forma, brocas inteligentes, etc. [11]. [11]

De acordo com Williams,[12] os materiais "inteligentes" podem responder a um estímulo externo de uma forma específica e controlada. Os materiais de obturação convencionais falham devido à formação de cáries secundárias, fratura da restauração, fratura do dente, discrepâncias marginais ou desgaste. Os materiais desenvolvidos são inteligentes para reduzir as falhas através da adição de aditivos aos materiais.

Os materiais inteligentes respondem

- Prevenção de cáries secundárias
- Prevenir a fratura da restauração
- Prevenir a fratura do dente

- Proporcionar uma boa integridade marginal

- Reduzir o desgaste

- Prevenir as discrepâncias marginais.

Propriedades do material dentário inteligente

Os materiais inteligentes detectam alterações no ambiente que os rodeia e respondem de forma previsível.

Em geral, estas propriedades são:

- ***Piezoelétrico*** - quando é aplicada uma tensão mecânica, é gerada uma corrente eléctrica. [13]

- ***Memória de forma*** - após a deformação, estes materiais podem recordar a sua forma original e voltar a ela quando aquecidos. [14,15]

- ***Sensíveis ao pH*** - materiais que incham/colapsam quando o pH do meio circundante se altera.[15]

- ***Termo-crómicos*** - estes materiais mudam de cor em resposta a alterações de temperatura. [16]

- ***Fotocrómicos*** - estes materiais mudam de cor em resposta a alterações nas condições de luz. [16]

- ***Magneto-reológicos*** - são materiais fluidos que se tornam sólidos quando colocados num campo magnético. [16]

- ***Formação de biofilme*** - a presença de biofilme na superfície do material altera a interação da superfície com o ambiente. [17]

MATERIAIS DENTÁRIOS INTELIGENTES

I.   Materiais utilizados em Dentisteria de Restauração

A gestão da cárie dentária registou uma mudança de paradigma. Os conceitos mudaram de "extensão para prevenção" para "prevenção da extensão". A medicina dentária minimamente invasiva é a abordagem moderna à gestão da cárie, utilizando a avaliação do risco de cárie e centrando-se na prevenção precoce e na interceção da doença.

A cárie dentária pode ser dividida em várias camadas diferentes. A camada superficial ou exterior está infetada com bactérias, que dissolvem o tecido mineralizado da dentina e danificam a matriz de colagénio, de modo a que a remineralização se torne impossível. Esta camada deve ser completamente removida durante a escavação da cárie.

A camada interna é menos comum ou, na melhor das hipóteses, não está contaminada por bactérias. No entanto, as bactérias também dissolvem o tecido mineralizado nesta camada, mas a ultra-estrutura em banda cruzada da matriz de colagénio é mantida.

Se estas bactérias e os seus produtos metabólicos - a principal causa da cárie - forem removidos, a camada interna da dentina cariada pode remineralizar-se (Ogushi & Fusayama, 1975). Por isso, durante a escavação da cárie, não é necessário remover a camada interna de dentina cariada. [1 8]

Os pontos seguintes destacam *os métodos mais inteligentes de escavação de cáries* e a forma eficaz como os materiais inteligentes podem suportar a estrutura dentária remanescente para uma maior longevidade.

BURROS POLIMÉRICOS

As brocas de polímero SmartPrep são uma introdução relativamente recente e naval para a remoção selectiva de cáries dentárias. Nos últimos anos, as brocas de polímero foram descritas como *"dentin safe"*, o que significa que removem apenas a dentina cariada; a broca será auto-limitada quando atingir a dentina sã e saudável. A sua utilização tem demonstrado ser eficaz na remoção de cáries. As brocas de polímero podem remover a dentina amolecida, mas não podem cortar a dentina sã e dura[19].

As informações do fabricante sobre o produto Smart Prep (SS White, Lakewood, NJ, EUA) afirmam que esta broca de polímero será capaz de distinguir entre estas duas camadas de dentina cariada durante a escavação (rotativa). Esta escavação minimamente invasiva tem a vantagem de cortar menos túbulos dentinários e, consequentemente, provocar menos sensações de dor em comparação com a utilização de brocas convencionais.

Princípio

A conceção do instrumento de corte de polímero baseia-se na dureza diferencial dos tecidos dentários. Estas brocas são constituídas por um polímero (PEKK - poliéter-cetona-cetona) com uma dureza particular de 50 KHN, que era superior à dureza atribuída à dentina cariada (0 a 30 KHN), mas inferior à da dentina sã (70 a 90 KHN).(Fig.6.

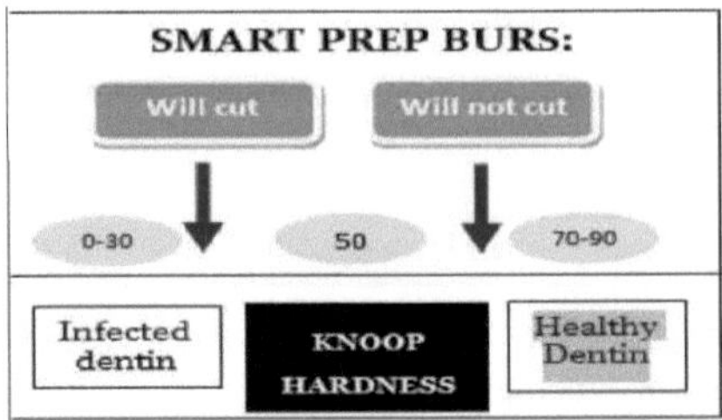

Figura 6.1 Dureza da broca de preparação inteligente e da dentina

A dureza das brocas de polímero é inferior à dureza da dentina saudável. Por conseguinte, o processo de escavação com uma broca de polímero é auto-limitado, uma vez que não pode remover tecido que seja mais duro do que ele, ou seja, a dentina saudável. Ao contrário das brocas de carboneto convencionais, as suas arestas de corte não eram espiraladas mas sim rectas.

Conceção e funcionamento

As brocas SmartPrep estão disponíveis em três tamanhos ISO 010, 014 e 018. Tal como as brocas convencionais, os instrumentos SmartPrep são utilizados numa peça de mão de funcionamento lento a uma **velocidade de 500 a 800 rpm.**

A diferença entre estas brocas e as convencionais é que a escavação não pode ser efectuada da periferia para o centro da lesão cariosa, mas sim do centro para a periferia. Desta forma, evita-se o contacto com o esmalte primeiro e previne-se a perda prematura da broca. A dureza knoop do esmalte é de cerca de 380-400KHN, enquanto a da broca é de apenas 50KHN.

Além disso, ao cortar a dentina infetada e afetada, a broca retém uma pequena quantidade de dentina afetada intacta. Esta é designada por dentina afetada residual. Assim, cumpre-se o conceito de medicina dentária minimamente invasiva. Esta invasividade mínima está de acordo com as novas recomendações da International Caries Consensus Collaboration (ICCC), que sugerem uma remoção selectiva do tecido cariado apenas até ao ponto de cumprir os requisitos para uma restauração estável.

Um estudo in vitro efectuado por T. Dammaschke et al. [18] tentou comparar brocas de polímero com brocas de carboneto convencionais in vitro e concluiu que as brocas de polímero eram ineficazes na remoção de cáries em comparação com as brocas de carboneto.

Resistência da ligação

O efeito nas forças de ligação dos adesivos à dentina quando preparados com as brocas de polímero e de carboneto também foi determinado. Verificou-se a formação de uma camada espessa de esfregaço formada pelas brocas de polímero que afectou a penetração dos agentes de ligação. Assim, o polímero diminuiu a adesividade de materiais de restauração como os ionómeros de vidro (GIC) à estrutura dentária, que são utilizados rotineiramente pelo médico dentista [19]

Controlo da Infeção

Uma vez que a utilização múltipla de brocas de diamante convencionais acarreta o risco de infeção cruzada, as brocas de polímero baseadas no seu princípio de funcionamento podem ser de utilização única e, por conseguinte, a utilização de brocas de polímero minimiza as hipóteses de infeção cruzada conhecidas em medicina dentária [20]

Desvantagens

Curva de aprendizagem: É necessário conhecer o funcionamento destas brocas para evitar danos prematuros na broca.

Fator de custo: Estas brocas são de utilização única e não podem ser utilizadas em vários pacientes, o que aumenta o custo.

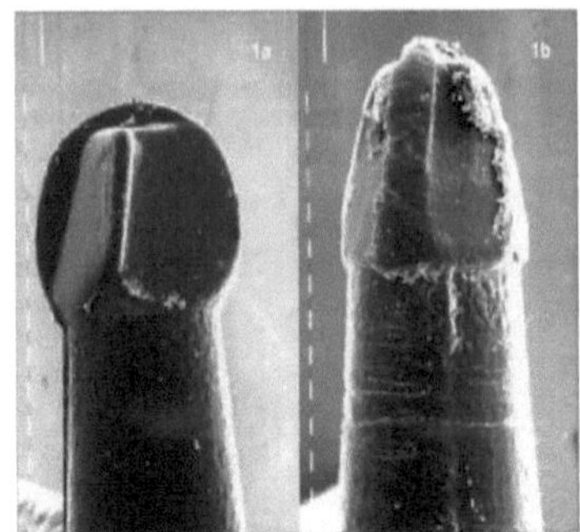

Figura 6.2 Broca Smart prep da SS white antes e depois da utilização. Ampliação original de 40x .

CORDAS DE CERÂMICA

Uma nova linha de instrumentos de corte rotativos de baixa velocidade feitos de materiais cerâmicos está agora disponível comercialmente para a remoção de dentina cariada.

As <u>CeraBurs (Komet-Brasseler; Lemgo, Alemanha)</u> são brocas redondas de cerâmica feitas de *zircónio estabilizado com alumina-ítria* e estão disponíveis em diferentes tamanhos de diâmetro.

O fabricante afirma que, para além da sua elevada eficiência de corte em dentina mole infetada, a utilização deste instrumento para a remoção de cáries substitui o explorador e a colher de escavação (habitualmente necessários para avaliar o grau de remoção da cárie), proporcionando simultaneamente uma sensação tátil, o que reduz o tempo de preparação. Num estudo in-vitro realizado [21] , a eficácia das brocas de cerâmica foi comparada com a de uma broca convencional de carboneto de tungsténio e foram avaliadas secções histológicas num procedimento realizado para escavação de cárie dentária. Verificou-se que das secções tratadas com brocas de cerâmica, 89,8% estavam livres de cáries, tal como 92,1% dos espécimes tratados com brocas convencionais.

Após a escavação com brocas de cerâmica, em 3,7% das secções, a cárie remanescente era mais espessa do que 1 mm, em comparação com 0% no grupo de controlo.

CIMENTO DE IONÓMERO DE VIDRO INTELIGENTE

As primeiras tentativas de produzir materiais activos, que pudessem interagir com os tecidos e fluidos do corpo humano, foram motivadas pelo conceito de que os materiais libertadores de flúor exercem efeitos úteis no corpo. O conceito de utilização de materiais "inteligentes" na medicina dentária tem atraído muita atenção nos últimos anos.

O comportamento inteligente dos cimentos de ionómero de vidro (GI) foi observado pela 1st vez por Davidson [22] O comportamento inteligente foi observado pela primeira vez nos GICs. Com a ingestão de alimentos e líquidos quentes ou frios, os materiais de restauração podem apresentar expansão ou contração térmica em resposta a estímulos térmicos [23]. [23] Assim, é importante medir o coeficiente de expansão térmica dos materiais de preenchimento dentário, porque um dos principais problemas das restaurações dentárias é o facto de se poderem contrair e expandir mais do que os tecidos dentários quando expostos a estímulos frios ou quentes, o que pode levar a um selamento marginal inadequado. Foi feita uma observação interessante em alguns estudos como resultado da tentativa de medir o coeficiente de expansão térmica dos materiais de preenchimento dentário e os Cimentos de Ionómero de Vidro (CIV) mostraram um potencial comportamento inteligente termo-responsivo [24].

Note-se que os GlCs têm um coeficiente de expansão térmica próximo do dos tecidos duros dentários. O comportamento inteligente dos ionómeros de vidro e materiais relacionados está intimamente ligado ao seu conteúdo de água e à forma como este pode reagir a alterações no ambiente. Através da observação, verificaram-se alterações dimensionais mínimas ou nulas nos GlCs em termos de aquecimento (expansões) e arrefecimento (contracções) em condições húmidas, mas os materiais demonstraram uma contração acentuada quando aquecidos a 50° C em condições secas. Esta ação deveu-se ao movimento da água para dentro ou para fora das estruturas, o que imita o comportamento da dentina humana e mostra indiretamente o comportamento das caraterísticas inteligentes.

Uma caraterística importante que pode fornecer um local para a formação de reservatórios para moléculas de água dentro do material é a porosidade. O conteúdo e o número de reservatórios podem ser modificados e controlados, em grande medida, pelo método de mistura, que é convenientemente medido utilizando a digitalização Micro-CT.

A mistura manual reduz significativamente a porosidade em materiais de baixa viscosidade quando comparada com a mistura mecânica, quer por agitação quer por rotação. Nos casos de materiais altamente viscosos, os níveis de porosidade são obviamente baixos e não são significativamente afectados pela mistura. Estas diferenças na porosidade reflectem-se em diferenças na absorção de água.

Podem ocorrer grandes flutuações de temperatura na cavidade oral devido à ingestão de alimentos e líquidos quentes ou frios. Assim, os materiais de restauração colocados neste ambiente podem apresentar expansão ou contração térmica em resposta a estímulos térmicos.

O comportamento inteligente adicional do CIV é a libertação de flúor, que ajuda na prevenção de cáries. Uma das causas mais comuns para o insucesso pós-operatório das restaurações é a ocorrência de cáries secundárias ou recorrentes[30]. Delbem e outros relataram que a iniciação e propagação de cáries secundárias é significativamente reduzida quando são utilizados cimentos de ionómero de vidro, devido à libertação de flúor[31]. Além disso, a extensão das propriedades antibacterianas e cario-estáticas dos materiais de restauração de ionómero de vidro está associada à quantidade de flúor libertado[32]. [32] Os efeitos anti-cariogénicos do flúor podem dever-se a vários mecanismos. O flúor absorvido pelo dente reduz a desmineralização e aumenta a remineralização. Os iões de flúor também desempenham um papel na interferência da formação da película e da placa bacteriana e na inibição do crescimento microbiano[33]. [33] Os iões fluoreto são libertados durante a reação ácido-base do cimento e não são uma parte essencial da formação da matriz. Por conseguinte, são livres de se moverem para dentro e para fora do cimento. Assim, o CIV é considerado um reservatório de flúor, mantendo um fluxo constante de iões de flúor para a estrutura dentária circundante e aumentando a resistência ao ataque de cáries ao longo da vida da restauração [35]. [Estudos in-vitro demonstraram que os cimentos de ionómero de vidro podem servir como reservatórios recarregáveis, fornecendo um nível baixo e constante de flúor devido à absorção de soluções fluoretadas, dentífricos e colutórios. [35,36,37] Outros estudos demonstraram que as taxas de libertação e recarga de flúor são sensíveis à temperatura. Assim, é possível obter uma recarga mais rápida utilizando soluções quentes contendo flúor, o que pode gerar uma libertação mais sustentada à temperatura da boca. Assim, o ionómero de vidro inteligente imita o comportamento da dentina humana.

VIDRO BIOACTIVO GIC

O BAG contém óxidos de silício, sódio, cálcio e fósforo com percentagens de peso específicas, que foi ***introduzido por Larry Hench em 1969*** como 45S5 Bioglass com a seguinte composição química e percentagens de peso: Na2O, 24,5%; SiO2, 45%; P2O5, 6%; e CaO, 24,5%. [43]

Clinicamente, este material foi inicialmente utilizado como um biomaterial para substituir os tecidos ósseos perdidos no corpo humano.

Produz uma forte ligação com o osso através da produção de hidroxiapatite e da formação de uma forte ligação entre o colagénio e a hidroxiapatite e não é rejeitada pelo organismo. [43]

Vários estudos utilizaram diferentes composições químicas de Bioglass. Xie *et al.* [39] usaram Vivoxid com a fórmula S53P4 (wt% de: P2O2, 4%; CaO, 20%; Na2O, 23%; SiO2, 53%). Vollenweider *et al.*[44] utilizaram o NBG com a fórmula 45S4 (wt% de: P2O2, 4,9%; SiO2, 44,7%; Na2O, 22,8%; CaO, 27,6%) e o Perio-glass (Nova Bone) com a fórmula 45S5 e tamanhos micronizados. Marending *et al.,* [45] também utilizaram a fórmula 45S5.

Neste contexto, alguns investigadores avaliaram o efeito destes materiais na estrutura dentária, estudando as suas propriedades físicas e químicas.

Estudos recentes[42, 46, 47] avaliaram o efeito da adição de BAG na fixação e nas propriedades mecânicas do RMGI.

Os autores relataram que a resistência à compressão da composição diminuiu um pouco, mas é muito maior quando comparada com o GIC convencional contendo BAG.

Os valores de resistência à compressão registados foram de 203,1 e 148,7 MPa para os RMGIs (Fuji II LC) e a sua combinação com 33% em peso de BAG, respetivamente. Num estudo efectuado por Yli-Urpo *et al.,* [40] também, o BAG foi adicionado ao (GIC).

Em seguida, a resistência à compressão, o módulo de Young e a dureza de Vicker da composição foram avaliados; foi relatado que a composição experimental é biologicamente ativa em condições fisiológicas e pode mineralizar a dentina humana *in vitro*.

O material tinha também alguma atividade antimicrobiana. [40,48] Xie [41] utilizou o poliácido que tinha inventado para melhorar as propriedades mecânicas do GI e do BAG. Ele usou o material e relatou que sua resistência é comparável à do cimento Fuji II LC disponível comercialmente.

Dada a capacidade de remineralização destes materiais em vários estudos, é altamente provável que estes materiais bioactivos possam ser mais eficazes em restaurações dentárias em técnicas de sanduíche aberto/fechado ou em restaurações de superfície radicular em comparação com RMGI ou GI convencional, particularmente em pacientes com alto risco de cárie.Além disso, a sua utilização como liner é altamente contemplativa.[8 9 4, 4, 50]Na presente revisão, será apresentada uma breve história dos IGM convencionais e dos IGMR e serão introduzidas novas concepções relativamente a materiais mais "inteligentes", referidos como ionómeros BAG.

COMPÓSITOS INTELIGENTES

O fosfato de cálcio amorfo (ACP) é um precursor postulado na formação de hidroxiapatite biológica. Foi incorporado como uma fase de enchimento em compósitos poliméricos bioactivos que utilizam monómeros dentários para formar a fase de matriz na polimerização. Para além da excelente biocompatibilidade, estes compósitos proporcionaram uma libertação sustentada de iões de cálcio e fosfato na saliva simulada. [51]

Os compósitos inteligentes contêm fosfato de cálcio amorfo (ACP), um dos mais solúveis dos fosfatos de cálcio biologicamente importantes. Como já é sabido, os blocos de construção básicos do esmalte e da dentina dos dentes são a hidroxiapatite. No caso de um ataque de cárie, estes cristais de hidroxiapatite são removidos do dente, resultando em cáries ou manchas brancas. O ataque carioso é normalmente o resultado da exposição a condições de pH baixo (ataque ácido), quer por bactérias, outros organismos biológicos que libertam ácido, alimentos (produtos de decomposição de hidratos de carbono) ou bebidas ácidas. O ACP em pH neutro ou elevado permanece ACP. Quando ocorrem valores de pH baixos, ou seja, iguais ou inferiores a 5,8, durante um ataque carioso, o ACP converte-se em HAP e precipita, substituindo assim o HAP perdido pelo ácido. Assim, quando o nível de pH na boca desce abaixo de 5,8, estes iões fundem-se em segundos para formar um gel. Em menos de 2 minutos, o gel transforma-se em cristais amorfos, resultando em iões de cálcio e fosfato [24, 51]

Figura 6.3: Mecanismo de ação do AC.

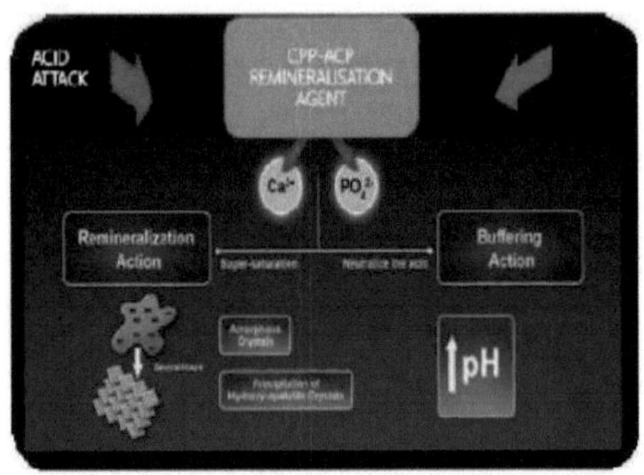

As partículas de cálcio e fosfato (Ca-PO4) têm sido utilizadas como cargas em resinas dentárias e o compósito resultante liberta iões de cálcio (Ca) e fosfato (PO4), que podem formar hidroxiapatite [Ca10(PO4)6(OH)2], o mineral putativo do esmalte e da dentina [52-56]. Foi demonstrado que os compósitos de Ca-PO4 remineralizam lesões de esmalte e dentina in vitro [52, 55]. Contudo, os compósitos de Ca-PO4 tinham uma resistência à flexão de cerca de metade da resistência da resina não preenchida [53]. Estas baixas resistências eram "inadequadas para tornar estes compósitos aceitáveis como restaurações em massa" [54]

Para além do ACP, os problemas da cárie secundária e da fratura da restauração foram ultrapassados com a utilização de cargas e cristais capilares de fosfato tetracálcico. Num estudo experimental conduzido por Hockin H.K. Xu[57] , os autores incorporaram whiskers e cargas de fosfato tetracálcico na resina composta, tornando-a capaz de suportar forças pesadas nas áreas de tensão.

Além disso, pretendiam fazer deste material um material inteligente devido ao facto de libertar iões de cálcio e fosfato no pH cariogénico. Os bigodes fundidos com sílica nanométrica foram combinados com TTCP como cargas numa resina. As libertações de iões Ca e PO4 foram medidas em função do tempo a um pH de 7,4, 6 e 4.

As propriedades mecânicas do compósito foram medidas através de flexão de três pontos antes e depois da imersão em soluções com os três pH. Verificou-se que, com whiskers, o compósito TTCP tinha uma resistência à flexão (média±S.D.;n= 5) de (116±9) MPa, semelhante a (112±14) MPa de um compósito híbrido sem libertação de tensão.

A libertação de Ca foi de (1,22±0,16) m mol/L a pH de 4, superior a (0,54±0,09) a pH de 6 e (0,22±0,06) a pH de 7,4 (p<0,05). A libertação de PO4 também aumentou drasticamente a um pH ácido. Assim, o novo compósito TTCP-whisker foi "inteligente" e aumentou dramaticamente a libertação de Ca e PO4 quando o pH foi reduzido de neutro para um pH cariogénico de 4, quando estes iões são mais necessários para inibir a cárie. A sua resistência foi duas a três vezes superior à dos compósitos de Ca-PO4 anteriormente conhecidos e do ionómero de vidro modificado por resina. Este compósito pode ter o potencial de fornecer a combinação necessária de capacidades de suporte de carga e de inibição de cáries. [57]

COMPÓSITOS AUTO-CICATRIZANTES

Nos últimos anos, as resinas compostas sofreram enormes modificações, o que resultou na invenção de alguns materiais de restauração da cor dos dentes realmente promissores. Uma das principais desvantagens das restaurações em compósito era a apresentação de linhas de fratura sob cargas mastigatórias, que foi agora ultrapassada com sucesso. Com a invenção dos compósitos autocicatrizantes, as restaurações de compósito são agora capazes de se reparar a si próprias devido à sua propriedade única de autocicatrização.

Após um período de utilização, os materiais degradam-se devido a diferentes estímulos físicos, químicos e/ou biológicos. Estes podem incluir forças externas estáticas (fluência) ou dinâmicas (fadiga), estados de tensão interna, corrosão, dissolução, erosão ou biodegradação. Esta situação conduz gradualmente à deterioração da estrutura do material e, por fim, à sua rotura.

São capazes de recuperação e adaptação automáticas às alterações ambientais de uma forma dinâmica, ao contrário dos compósitos rígidos e estáticos tradicionais. Através da auto-regeneração, espera-se que a segurança e a fiabilidade melhorem, que o custo de manutenção dos compósitos artificiais diminua e que a vida útil do material seja prolongada. Este domínio tem-se desenvolvido rapidamente há mais de uma década e registou uma série de progressos significativos. [58] Os actuais compósitos auto-regenerativos podem ser classificados em três grupos: materiais auto-regenerativos baseados em cápsulas, vasculares e intrínsecos (Blaiszik et al., 2010) [59]. Nos materiais auto-regenerativos baseados em cápsulas, pequenas cápsulas contendo um líquido capaz de preencher e fechar fissuras são incorporadas sob a superfície do material. Quando o material é danificado, as fissuras provocam a rutura de algumas cápsulas, libertando o líquido e fechando a fissura [58]. O primeiro material sintético autocicatrizante à base de resina foi desenvolvido por White et al. [ ]^{60,61}

Após um período de utilização, os materiais degradam-se devido a diferentes estímulos físicos, químicos e/ou biológicos. Estes podem incluir forças externas estáticas (deformação) ou dinâmicas (fadiga), estados de tensão interna, corrosão, dissolução, erosão ou biodegradação. Esta situação conduz gradualmente à deterioração da estrutura do material e, por fim, à sua rotura.

São capazes de recuperação e adaptação automáticas às alterações ambientais de uma forma dinâmica, ao contrário dos compósitos rígidos e estáticos tradicionais. Através da auto-regeneração, espera-se que a segurança e a fiabilidade melhorem, que o custo de manutenção dos compósitos artificiais diminua e que a vida útil do material seja prolongada. Este domínio tem-se desenvolvido rapidamente há mais de uma década e

registou um

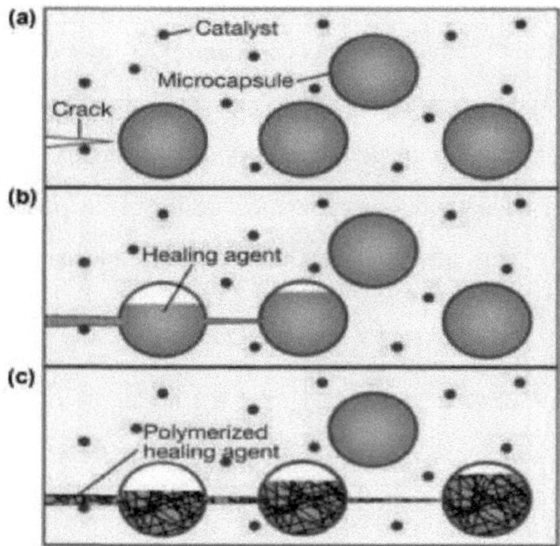

**Figura 6.4. Protótipo de compósito auto-regenerativo à base de
cápsulas
(White et al., 2001)**

A resina preenche subsequentemente a fissura e reage com um catalisador
Grubbs que está disperso no compósito epóxi, resultando na polimerização
da resina e na reparação da fissura. *Wertzberger* et al[62] realizaram um estudo
para determinar a eficácia da auto-regeneração de um compósito altamente
preenchido e para investigar as propriedades físicas de um modelo de
composto dentário formulado para curar automaticamente fissuras. Uma
resina modelo curada com luz visível, constituída por Trietileno Glicol
Dimetacrilato (TEGMA) : Dimetacrilato de uretano (UDMA) : Bisfenol A
Glicidil Metacrilato (BisGMA) (1 : 1 : 1) a 45% w/w com vidro de silano *0,7*
μ foi formulada com um sistema de auto-regeneração que consiste em
diciclopentadieno encapsulado e **catalisador Grubbs**. A resina de base
também foi formulada e caracterizada apenas com as microcápsulas, apenas
com o catalisador Grubbs e sem aditivos de cura. A resistência à fratura (KIc)

foi avaliada utilizando espécimes de entalhe de bordo único em flexão de três pontos. A resistência à fratura do material de auto-regeneração foi estatisticamente semelhante à do controlo. O módulo diminuiu nos compósitos com diciclopentadieno encapsulado. O mecanismo de auto-reparação baseado na desintegração de microcápsulas pode ter um futuro promissor e os compósitos reparados desta forma podem ter um melhor desempenho do que os reparados com abordagens de reparação macroscópica.

COMPÓSITOS ANTIBACTERIANOS

Com as melhorias nos materiais de restauração estéticos e a crescente procura de "obturações brancas" por parte dos pacientes, os compósitos à base de resina e os cimentos de ionómero de vidro (CIV) substituíram largamente a utilização de amálgama dentária. [63]

Lamentavelmente, os estudos indicaram numerosas falhas associadas às resinas compostas, sendo a principal razão a cárie secundária. Verificou-se que os compósitos de resina acumulam mais placa dentária do que o esmalte e outras restaurações. As tensões mecânicas e térmicas ao longo do tempo aumentam ainda mais as micro lacunas das restaurações de compósito, a micro infiltração bacteriana e a necessidade de substituição. A infiltração dos adesivos de compósito na rede de colagénio desmineralizada também pode ser incompleta.

Isto permite a nanofuga e a penetração de fluidos e subprodutos bacterianos com a subsequente degradação do adesivo de resina e das fibrilas de colagénio.

Assim, para aumentar a vida útil das restaurações de resina composta, são necessárias modificações que introduzam propriedades antibacterianas. Os materiais de restauração com propriedades antibacterianas e remineralizantes podem ajudar a ultrapassar estes problemas.

Para obter compósitos dentários com atividade antibacteriana, foram tentadas várias modificações. Três tipos de agentes antibacterianos têm sido utilizados mais frequentemente em materiais dentários, incluindo **agentes lixiviáveis**, **agentes polimerizáveis** que podem copolimerizar com a matriz de resina e, assim, não lixiviar, e **cargas** que normalmente não são solúveis em água.

Os agentes lixiviáveis são normalmente solúveis em água e, por conseguinte, podem ser libertados para a área local de uma restauração em condições orais. Os agentes antibacterianos lixiviáveis mais frequentemente utilizados nos materiais dentários são o cloreto de benzalcónio (BAC) e a clorhexidina.

Triclosan (2,4,4-tricloro-2-hidroxidifeniltere): o triclosan é um agente antibacteriano de largo espetro que inibe o crescimento bacteriano ao interferir com as suas actividades enzimáticas. [67] Também foi observado que os compósitos contendo 1 wt% de triclosan inibem o crescimento de S. mutans. [68]

Clorexidina (CHX):

A clorexidina é um agente antibacteriano de largo espetro, eficaz tanto contra micróbios Gram-negativos como Gram-positivos. Está documentado que a incorporação de gluconato ou dicloridrato de clorexidina em compósitos dentários inibe o crescimento de estirpes bacterianas testadas. [69].

Cloreto de benzalcónio (BAC):

O BAC é um agente antibacteriano de amónio quaternário de largo espetro que tem sido utilizado em várias resinas compostas dentárias. [71,72] Uma das desvantagens dos agentes lixiviáveis é a sua rápida libertação inicial de agentes antibacterianos *(efeito de explosão),* que é acompanhada por uma diminuição drástica da atividade antimicrobiana durante um curto período de tempo.

I.   Os outros agentes desta classe de materiais são os agentes antibacterianos polimerizáveis.

Estes são imobilizados na matriz de resina dentária por copolimerização com monómeros de resina dentária, o que proporciona efeitos antibacterianos sem a libertação de componentes antibacterianos e oferece uma proteção antibacteriana de longa duração. [76]

II.   Partículas de enchimento antibacterianas.

Estes são normalmente metais, sais metálicos ou óxidos metálicos. Normalmente não são solúveis em água, mas pode ser libertada uma quantidade vestigial de iões metálicos, criando efeitos antibacterianos. [76]

A prata tem sido utilizada como agente antibacteriano de largo espetro durante séculos[78] e continua a ser uma das cargas antibacterianas mais frequentemente utilizadas nos materiais dentários. A prata interage com compostos do grupo tiol presentes na parede celular bacteriana, resultando na inibição do processo de respiração.

A Tabela 6.1 mostra como certos agentes antibacterianos são utilizados para produzir resinas compostas.

METHOD	ANTIBACTERIAL AGENTS
Incorporation of leachable antibacterial agents into composites	Chlorhexidine, Carolacton, Octenidine dihydrochloride
Incorporation of polymerizable antibacterial agents into composites	MDPB (MDPB-Methacryloy-1oxydodecylpyridinium bromide)
Blending of antibacterial filler particles with existing composite fillers	Bioactive Glass (BAG), Silver, zinc oxide

Tabela 6.1. Métodos utilizados para produzir compósito de resina antibacteriana Chen et al 2018

IV. Materiais utilizados em ENDODONTIA

LIGAS DE NÍQUEL-TITÂNIO

O termo "material inteligente" ou "comportamento inteligente" no domínio da endodontia foi provavelmente utilizado pela primeira vez em relação às ligas de níquel-titânio (NiTi), ou ligas com memória de forma (SMAs).

O efeito de memória de forma foi observado pela primeira vez em ligas de cobre-zinco e cobre-estanho por Greniger e Mooradian em 1938.

O níquel-titânio foi desenvolvido há 50 anos por Buehler et al. no Naval Ordinance Laboratory (NOL) em Silver Springs, Maryland. [79]

Em endodontia, 55 wt% Ni e 45 wt% Ti são normalmente utilizados, referidos como "55NiTiNOL". O NiTi foi introduzido na endodontia por Walia et al. [80] em 1988.

A maioria dos materiais metálicos apresenta um comportamento elástico em que, dentro de certos limites, a deformação causada é diretamente proporcional à força aplicada. Esta relação é conhecida como Lei de Hooke.

Se a força aplicada exceder um determinado limite, provoca uma deformação permanente no material (deformação plástica). De acordo com a Lei de Hooke, a maioria das ligas metálicas pode ser deformada elasticamente até 0,1 ou 0,2% para além do seu limite elástico, ou limite de elasticidade.

Qualquer deformação acima deste limite, conhecido como ponto de cedência, será permanente. As ligas de níquel-titânio, no entanto, podem ser deformadas até 8% para além do seu limite de elasticidade sem apresentarem qualquer deformação residual. O comportamento inteligente das ligas de NiTi deve-se a duas caraterísticas importantes denominadas *"superelasticidade" e "memória de forma"*. "Esta propriedade "inteligente" é o resultado da capacidade da substância de sofrer uma mudança de fase. O nitinol existe basicamente em duas fases. A fase de baixa temperatura é chamada de martensítica ou fase filha (uma rede cúbica centrada no corpo) e a de alta temperatura. De acordo com Thompson, as propriedades especiais das ligas NiTi estão associadas a uma mudança de fase no estado sólido: a transformação martensítica (MT). A MT é induzida pela aplicação de tensão ou por uma redução de temperatura, sem alteração da composição química da matriz, mas com uma alteração macroscópica da forma do material. Esta transformação ocorre entre a austenite (a fase mãe) e a martensite. Quando um material que sofre MT é arrefecido abaixo de uma determinada temperatura, a transformação é iniciada por um mecanismo de cisalhamento. [82]. Na MT provocada pelo arrefecimento do provete, não há alteração da forma, uma vez que o mecanismo de transformação é de auto-acomodação reversível e ordenada.

[83] Se o material for aquecido enquanto estiver na fase martensítica, a martensite torna-se instável e ocorre a transformação inversa (RT). Assim, a martensita retorna à fase austenita, e a transformação segue o caminho inverso da MT. Outro ponto importante é o efeito memória de forma (SME), que é a capacidade da liga de recuperar completamente sua forma original quando aquecida acima da temperatura de transformação da martensita em austenita, temperatura esta que varia de acordo com a composição química da liga. Entre as várias ligas metálicas que apresentam super elasticidade (SE) e SME, o níquel-titânio tem a melhor biocompatibilidade e resistência à corrosão, devido ao seu revestimento superficial de óxido de titânio. [82]

A super elasticidade das ligas de NiTi está associada a uma deformação recuperável substancial (até 15%) quando sujeita a cargas e descargas a uma temperatura adequada. Na SE, a força motriz da transformação é mecânica, enquanto que na SME, estão implicados processos térmicos e mecânicos. [84]

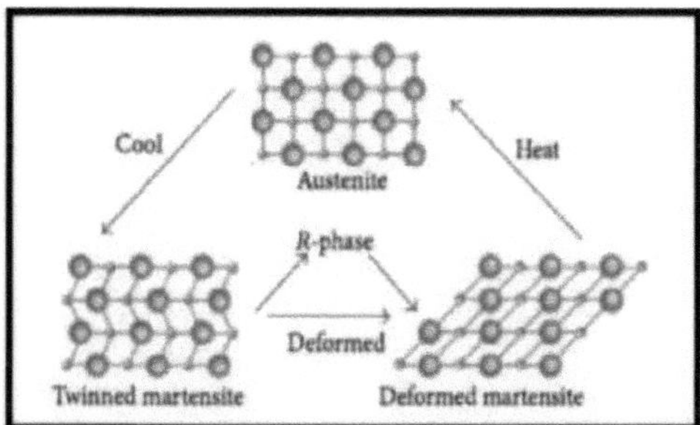

Figura 6.5 . Transição dependente da força e da temperatura da austenite para a martensite [Badami V, Ahuja B. Bio smart materials: Abrir novos caminhos na medicina dentária. O Jornal Científico Mundial. 2014 Feb 2;2014.]

MTA- AGREGADO DE TRIÓXIDO MINERAL

O agregado de trióxido mineral (MTA) foi desenvolvido na *Universidade de Loma Linda* na década de 1990 como material de obturação do extremo da raiz. O MTA foi aceite pela Administração Federal de Medicamentos dos EUA e foi comercializado como ProRoot MTA (Tulsa Dental Products, Tulsa, OK, EUA). A utilização do MTA como material de obturação do extremo da raiz foi identificada porque o material é um cimento hidráulico que endurece na presença de água. Estudos demonstraram que o MTA não só apresenta

- Boa capacidade de vedação,
- Excelente prognóstico a longo prazo,
- Facilidade relativa de manipulação e
- Boa biocompatibilidade mas
- Favorece igualmente a regeneração dos tecidos

Disponibilidade do MTA:

O MTA é um pó fino hidrofílico disponível em saquetas individuais de 1 grama. Também estão disponíveis saquetas de água pré-medidas para facilitar a utilização. Alguns MTA disponíveis no mercado são o ProRoot MTA (Dentsply), o ProRoot MTA branco e o MTA Angelus.

Composição:

O MTA é constituído por *partículas hidrofílicas finas* de

1. Silicato de tri-cálcio

2. Aluminato tricálcico

3. Óxido tricálcico

4. Óxido de silicato e

5. Óxido de bismuto.

Mecanismo de ação: Uma vez que o MTA é colocado em contacto direto com os tecidos humanos, há

- Libertação de iões de cálcio para a proliferação celular
- Ambiente antibacteriano devido ao pH alcalino
- A produção de citocinas é modulada
- Migração e diferenciação de células produtoras de tecidos duros
- Selagem biológica através da formação de HA na superfície do MTA.

Propriedade antibacteriana e antifúngica

Al-Hazaimi et al. (2006) [87] afirmaram que o MTA tem um efeito antibacteriano especialmente contra Enterococcus faecalis e Streptococcus sanguis.

Bonson S et al. observaram a diferenciação de fibroblastos e a formação óssea quando o MTA foi colocado em culturas de células de fibroblastos gengivais e do ligamento periodontal. Assim, o MTA é considerado um material inteligente bioativo com propriedades osteoindutoras [88]

pH-Os produtos de MTA **hidratado** têm um pH inicial de 10,2, que aumenta para

12,5 três horas após a mistura.

Vantagens

- Forma hidróxido de cálcio que liberta iões de cálcio para a fixação e proliferação celular
- Cria um ambiente antibacteriano graças ao seu pH alcalino
- Modula a produção de citocinas
- Estimula a diferenciação e a migração de células produtoras de tecidos duros e
- Forma hidroxiapatite (ou apatite carbonatada) na superfície do MTA e proporciona uma vedação biológica [ ][90]

THERACAL LC

O TheraCal LC é um material à base de silicato de tri-cálcio modificado por resina **fotopolimerizável** que foi concebido como um material de capeamento pulpar direto/indireto. O material pode ser muito atrativo para os clínicos devido à sua facilidade de manuseamento.

O TheraCal LC é um material **à base de silicato de cálcio de pasta única** promovido pelo fabricante para utilização como agente de capeamento da polpa e como revestimento protetor para utilização com materiais de restauração, cimento ou outros materiais de base. Este material foi classificado como um material de silicato de cálcio de 4ª geração.

Ao contrário de outros materiais à base de silicato de cálcio, o theraCal LC é **à base de resina** e não requer qualquer condicionamento da superfície. O material pode ser colado com diferentes tipos de adesivos diretamente após a aplicação.

De acordo com a ISO 9917-2017, parte 2, cláusula 4.1, o theraCal LC é um material de cimento de classe 2 "no qual a reação de ajuste do componente polimerizável é ativada pela luz".

COMPOSIÇÃO

1. Cimento Portland tipo III (20-60%),
2. dimetacrilato de poli(etilenoglicol) (10-50%),
3. bis-GMA (5-20%), e
4. zirconato de bário (1-10%).

PROPRIEDADES INTELIGENTES DO THERACAL LC

1. O TheraCal LC demonstrou propriedades de libertação de cálcio. A biodisponibilidade dos iões de cálcio desempenha um papel chave na proliferação induzida pelo material e diferenciação das células da polpa dentária humana e a nova formação de tecidos duros mineralizados. A quantidade de iões de cálcio libertados do TheraCal LC estava na gama de concentração com potencial atividade estimuladora para a polpa dentária e odontoblastos [97,98]. Liberta iões de cálcio e produz apatite de cálcio na sua superfície.

2. Liberta iões hidroxilo que aumentam o pH do ambiente circundante e causam irritação do tecido pulpar. Isto desenvolve necrose superficial na polpa exposta, provocando mineralização diretamente contra a zona necrótica [96]. Um pH alcalino também cria um ambiente hostil para a sobrevivência e proliferação bacteriana.

3. O TheraCal LC é relatado como tendo uma capacidade de formação de apatite. O "revestimento de apatite" resultante desempenha um papel chave na reparação e mineralização da dentina [99]. A sua capacidade de induzir a formação de cristais semelhantes a hidroxiapatite pode contribuir para a ligação química à dentina e fornece um selo biológico.

4. Os cimentos hidráulicos de silicato de cálcio são também materiais de interesse para servirem como agentes de remineralização. No entanto, um estudo relatou que a remineralização induzida por todos os cimentos hidráulicos de silicato de cálcio investigados era incompleta em termos de profundidade e intensidade relativas de remineralização.

APLICAÇÕES DO THERACAL LC

O TheraCal LC assegura um revestimento físico protetor apesar do contacto com fluidos dentinários ou pulpares. Devido à sua baixa solubilidade e sorção de água e porosidade semelhantes em comparação com o Pro root MTA e a biodentina, o TheraCal LC pode atuar como um suporte para a formação de dentina reparadora. [0][97,11

O Theracal LC também foi desenvolvido para o capeamento pulpar indireto (e direto). No entanto, Bakhtiar et al.[102] afirmaram que não apoiavam a utilização do Theracal LC em pulpotomia parcial e consideravam o Biodentine e o ProRoot MTA mais fiáveis para a proteção a longo prazo da polpa dentária. As razões atribuídas são que o Theracal LC resultou em desorganização pulpar em 66,7% dos casos sob o material e em toda a polpa em 22,2% dos casos. A descontinuidade da ponte dentinária também foi observada na maioria dos casos tratados com TheraCal LC.

INCONVENIENTES DO THERACAL LC

A matriz polimérica do material à base de silicato tricálcico fotopolimerizável (TheraCal LC) foi mencionada nas suas reivindicações de patente como sendo um monómero hidrofóbico ou uma combinação de monómeros como o metacrilato de bis-fenilglicidilo (Bis-GMA) e outros acrilatos em combinação com pelo menos um monómero hidrofílico como o metacrilato de 2-hidroxietil (2-HEMA).

BIODENTIN

Recentemente, foram lançados no mercado produtos à base de silicato de cálcio, um dos quais tem sido especialmente objeto de atenção e de uma série de investigações. Este material é o produto à base de silicato de cálcio "Biodentine", que se tornou comercialmente disponível em 2009 (Septodont, http://www.septodontusa.com/) e que foi especificamente concebido como um material de "substituição de dentina".

O Biodentine tem um vasto leque de aplicações, incluindo a reparação endodôntica (perfurações radiculares, apexificação, lesões de reabsorção e material de enchimento retrógrado em cirurgia endodôntica) e o capeamento pulpar, podendo ser utilizado como material de substituição da dentina em dentisteria restauradora. O material é efetivamente formulado utilizando a tecnologia de cimento à base de MTA e a melhoria de algumas propriedades destes tipos de cimentos, tais como as qualidades físicas e o manuseamento [88]

Composição

Composição do Biodentine: dois componentes: líquido e pó a misturar com um amalgamador durante 30 s a 4000 rpm.

Powder	Role
Tri-calcium silicate (C$_3$S)	Main core material
Di-calcium silicate (C$_2$S)	Second core material
Calcium carbonate and oxide	Filler
Iron oxide	Shade
Zirconium oxide	Radio-opacifier
Liquid	
Calcium chloride	Setting accelerator
Hydrosoluble polymer	Water reducing agent

Quadro 6.2: Composição do Biodentin

A reação de endurecimento é uma reação de hidratação,

Quando o pó e o líquido de Biodentine são misturados com um amalgamador, a fixação do material é uma reação de hidratação.

Enquanto os silicatos de cálcio se dissolvem parcialmente com a adição do líquido, é produzido um hidrogel de silicato hidratado. Este precipitará na superfície das restantes partículas de silicato e nos espaços entre as partículas, conduzindo a uma diminuição significativa da porosidade do material e a um aumento da sua resistência à compressão ao longo do tempo. [89]

Tempo de presa: A ficha de produto do Biodentine [88] indica que o tempo de presa é de 9 a 12 minutos, o que é mais curto do que o observado no estudo de Grech et al. [90] No entanto, 9-12 minutos indicados na ficha de produto é o tempo de presa inicial, enquanto Grech et al. [90] avaliaram o tempo de presa final. O período de presa do material é tão curto como 9-12 minutos.

Atividade antibacteriana e pH-

Os iões de hidróxido de cálcio libertados pelo cimento durante a fase de presa do Biodentine aumentam o pH para 12,5, o que inibe o crescimento de microrganismos e pode desinfetar a dentina.

Biocompatibilidade - A bio-dentina não é tóxica e não tem efeitos adversos na diferenciação celular e na função específica das células. Aumenta a secreção de TGF-B1 (fator de crescimento) das células da polpa, o que provoca angiogénese, recrutamento de células progenitoras, diferenciação celular e mineralização.

ENDOSEQUENCE BC SEALER

Trata-se de um material biocerâmico endodôntico pré-misturado. Em 2007, uma empresa canadiana de investigação e desenvolvimento de produtos (Innovative BioCeramix, Inc., Vancouver, Canadá), desenvolveu um material pré-misturado, pronto a usar, à base de silicato de cálcio, o cimento endodôntico injetável iRoot SP (iRoot 1SP).

Desde 2008, estes produtos endodônticos pré-misturados de biocerâmica estão disponíveis na América do Norte através da Brasseler USA como: EndoSequence BC Sealer TM, EndoSequence BC RRMTM (Root Repair MaterialTM, uma pasta para seringa) e EndoSequence BC RRM-Fast Set PuttyTM. Recentemente, estes materiais também foram comercializados pela FKG Dentaire, Suíça, como:

Totalfill BC SealerTM,

TotalFill BC RRM PasteTM, e

TotalFill BC RRM PuttyTM/Fast PuttyTM

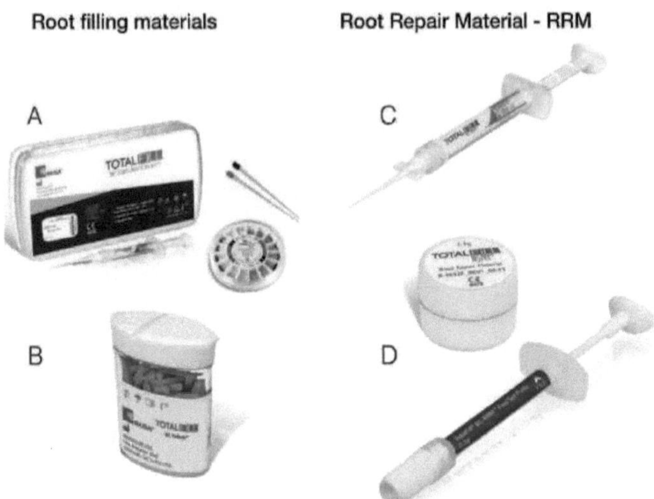

Figura:6.8 (A) Kit de iniciação à obturação TotalFill da FKG Dentaire Suíça. (B) Pastilhas de guta-percha TotalFill. (C) TotalFill RRM sealer. (D) Total Fill RRM putty e fast set putty.

COMPOSIÇÃO:

As três formas de biocerâmica são semelhantes em termos de composição química:

Silicatos de cálcio,

Óxido de zircónio,

Óxido de tântalo,

Fosfato de cálcio monobásico e

Enchimentos.

PROPRIEDADES:

Apresentam excelentes propriedades mecânicas e biológicas e boas propriedades de manuseamento.

São hidrofílicos, insolúveis, radiopacos e não contêm alumínio.

Tem um pH elevado e necessita de humidade para assentar e endurecer.

O tempo de funcionamento do BC Sealer e do BC RRM é superior a 30 minutos.

O tempo de presa é de 4 h em condições normais, dependendo da quantidade de humidade disponível.

O EndoSequence BC RRM Fast-Set Putty, recentemente introduzido, tem todas as propriedades do putty original, mas com um tempo de presa mais rápido (aproximadamente 20 minutos).

Aplicações:

Direta e indireta Capeamento da polpa

Reparação da perfuração da raiz

Reparação de reabsorção radicular interna

Reparação de reabsorção radicular externa

Como material de enchimento de extremidades de raízes

Apexificação

SISTEMA DE OBTURAÇÃO SMART SEAL

Nos últimos anos, o campo da endodontia deu grandes passos em vários aspectos, seja no microscópio operatório ou numa vasta gama de sistemas de limas e regimes de irrigação. Apesar destes vários avanços, os materiais e os métodos de obturação dos canais radiculares não sofreram alterações significativas.

As tentativas feitas para modificar a utilização da guta-percha falharam em grande parte devido ao equipamento dispendioso, à sensibilidade da técnica ou ao material não compatível com a utilização humana.

Para ultrapassar estes problemas e melhorar o resultado do tratamento, foi desenvolvido um sistema de obturação do canal radicular denominado SmartsealTM (conhecido como ProsmartTM fora do Reino Unido). Este produto é considerado como tendo um comportamento inteligente e incorpora desenvolvimentos em plásticos de polímeros hidrofílicos.

O Smartseal é um sistema de duas partes constituído por:

Propoint

Smartpaste/Smartpaste Bio

Propoint:

Também conhecidos como pontos C. A obturação dos canais radiculares deve evitar a reinfeção do espaço do canal radicular e, em última análise, prevenir a doença periapical. Este objetivo pode ser alcançado através da obturação tridimensional do canal instrumentado e dos canais acessórios. Embora estejam atualmente disponíveis diferentes técnicas de obturação dos canais para atingir este objetivo, existe um interesse permanente no desenvolvimento de materiais/técnicas de obturação simplificados para o preenchimento de canais com formas irregulares e para minimizar os espaços vazios criados durante os procedimentos de obturação, que podem atuar como nidificadores do crescimento de biofilmes residuais

O sistema C Point (EndoTechnologies, LLC, Shrewsbury, MA, EUA) é um sistema de obturação com vedante inteligente que consiste numa técnica de obturação de canais radiculares do tipo "apontar e colar" que consiste em pontas endodônticas hidrófilas pré-fabricadas e num vedante que as acompanha.

A ponta endodôntica deformável (ponta C) está disponível em diferentes tamanhos de ponta e cones e foi concebida para se expandir lateralmente sem se expandir axialmente, absorvendo a água residual do espaço do canal instrumentado. Estas pontas de obturação são construídas em duas partes:

Núcleo Central:

É constituído por uma combinação de dois polímeros de nylon patenteados, o Trogamid T e o Trogamid CX.

Considera-se que proporciona à ponta a flexibilidade que lhe permite passar facilmente em torno de quaisquer curvas no canal preparado, ao mesmo tempo que é suficientemente rígida para passar facilmente ao longo de canais mais estreitos.

Camada exterior de polímero:

Consiste num copolímero reticulado de acrilonitrilo e pirrolidona de vinilo, que foi reticulado com metacrilato de alilo e um iniciador térmico.

Esta camada hidrofílica de hidrogel permite que a ponta inche para se adaptar às ramificações do canal radicular. Este revestimento foi concebido para inchar lateralmente, selando assim o canal. Não incha axialmente, pelo que não há alteração do comprimento e a dilatação radial pára quando é criado um selo

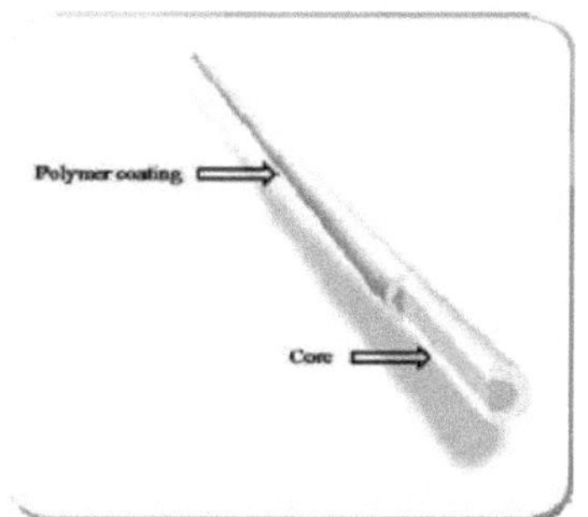

Figura 6.10: Estrutura do ponto C

Mecanismo de Expansão Controlada:

A natureza hidrofílica das pontas pro pode permitir que a quantidade mínima de água presente no canal radicular seja absorvida pelas pontas. Esta água pode ligar-se por hidrogénio aos locais polares presentes, permitindo a expansão das cadeias poliméricas.

A taxa e a extensão desta expansão são controladas como parte do processo de fabrico. A expansão ocorre com uma força minúscula que se afirma ser muito inferior à tensão de tração da dentina e uma fração da força gerada quando se utilizam técnicas tradicionais como a compactação vertical a quente.

Esta expansão suave ocorre nas primeiras 4 horas após a colocação da ponta no canal e permite que a ponta se adapte suavemente a quaisquer irregularidades no canal radicular. Isto resulta na expressão do polímero e do cimento nos túbulos dentinários. A ligeira pressão positiva contra a parede do canal que é criada forma um vedante que se crê ser virtualmente impermeável à microfuga bacteriana. [121]

Tamanhos disponíveis: Um propoint cobre todos os tamanhos de pontas e está disponível nos seguintes tamanhos:

Cone de 6% - tamanhos de ponta ISO 25 a 45

4% de conicidade - tamanhos de ponta ISO 25 a 45

ProTaper™ - F1, F2, F3, F4 e F5

Sendoline™ S5 - S2, S3, S4

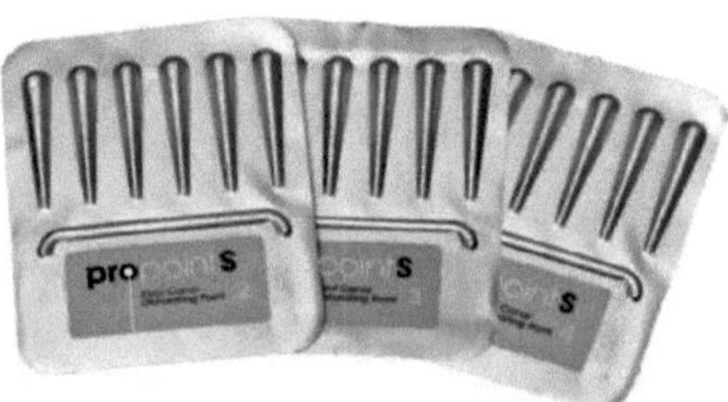

Figura 6.11: Representação do ProPoint S utilizado no sistema de vedação inteligente

Biografia Smartpaste:

É um selante à base de resina concebido para inchar através da adição de polímero moído. O fabricante afirma que a adição de biocerâmica confere ao cimento uma estabilidade dimensional excecional e torna-o não reabsorvível no interior do canal radicular.

A Smartpaste bio produz hidróxido de cálcio e hidroxiapatite como subprodutos da reação de endurecimento, tornando o material antibacteriano durante o endurecimento e muito biocompatível depois de endurecido.

Além disso, tem um tempo de endurecimento retardado (4-10 horas) e é de natureza hidrofílica, permitindo que o propoint se hidrate e inche para preencher quaisquer espaços vazios.

O selante é fornecido numa seringa pré-misturada e não necessita de ser misturado, uma vez que pode ser aplicado diretamente no canal utilizando uma ponta intra-canal, minimizando o desperdício de material.

O cimento absorve a água do interior do canal e, uma vez endurecido, o smartpaste bio produz um cimento biocompatível radiopaco.

Acessórios

Acabamento inteligente:

É composto por um kit de 2 brocas de ouro de chama longa e 2 brocas de diamante de pera para aparar a quantidade excessiva de propoints.

Calibre inteligente: É um bloco de medição concebido para aparar as pontas cónicas de 4% e 6% para o tamanho apical desejado. Reduz a necessidade de transportar grandes stocks de pontas pré-aparadas e também permite um ajuste personalizado. [122]

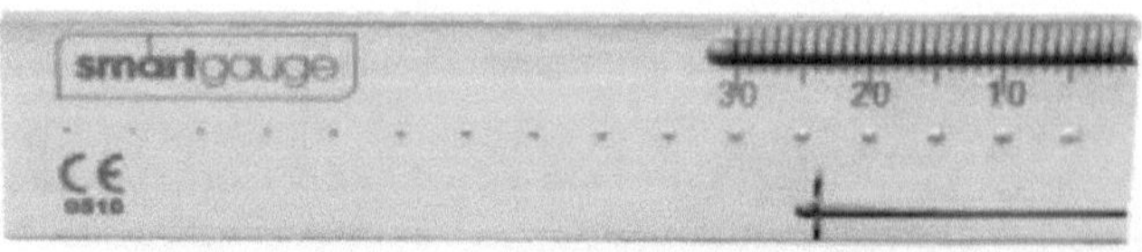

Figura 6.13: Medidor inteligente [122]

EMDOGAIN

O derivado da matriz do esmalte (EMD) é um extrato proteico utilizado para o tratamento de defeitos periodontais e recessão dos tecidos moles. A sua utilização em endodontia tem sido objeto de exploração, especialmente em procedimentos regenerativos.

O derivado da matriz do esmalte (EMD) é um material biológico disponível no mercado que foi aprovado em 1996 pelos Estados Unidos

Food and Drug Administration para o tratamento de defeitos periodontais do tipo intraósseo e de furca, bem como da recessão dos tecidos moles. Este produto consiste em proteínas hidrofóbicas da matriz do esmalte extraídas do esmalte embrionário em desenvolvimento de suínos que contém aproximadamente

90% de amelogeninas, pequenas quantidades de tuftelina, ameloblastina, esmalte e outras proteínas não amelogeninas [123] .

A sua principal aplicação clínica é estimular a formação de novas ligações periodontais, que incluem o ligamento periodontal (PDL), o cemento acelular e o osso alveolar.

Mecanismo de ação do emdogão: O emdogain é conhecido por aumentar o potencial osteogénico da medula óssea, aumentando o número total de células estromais, aumentando a proliferação de osteoblastos, promovendo a diferenciação celular e estimulando a migração e a viabilidade dos osteoblastos,

Tudo isto pode levar a uma melhor regeneração óssea. Assim, para além da utilização de EMDs para o tratamento de lesões periodontais, foi proposta a aplicação de EMDs para melhorar a cicatrização óssea e aumentar a taxa de formação óssea.

A EMDOGAIN inicia uma sequência de acontecimentos no local de aplicação:

Attraction

Attachment

Proliferation

Differentiation

Alveolar bone growth

ATTRACTION:

O emdogain é conhecido por atrair as células mesenquimatosas indiferenciadas para a lesão na superfície da raiz coberta com emdogain. A amelogenina é crucial para que o processo se inicie e o novo cimento seja criado.

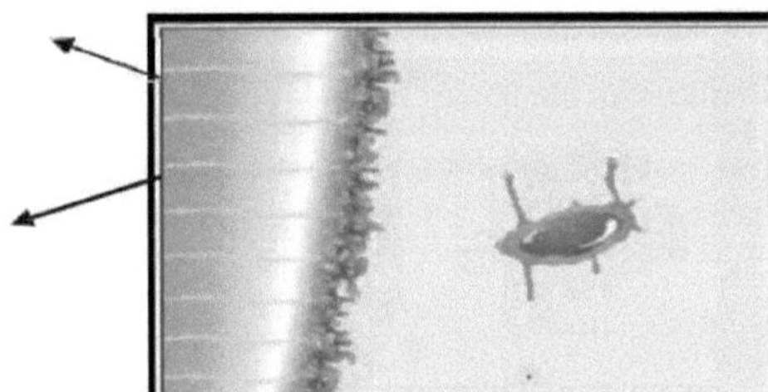

Figura 6.14: Mostra a migração do mesênquima indiferenciado para a superfície do emdogain

ANEXO:

Estas células mesenquimatosas começam a fixar-se à superfície e aumentam em número.

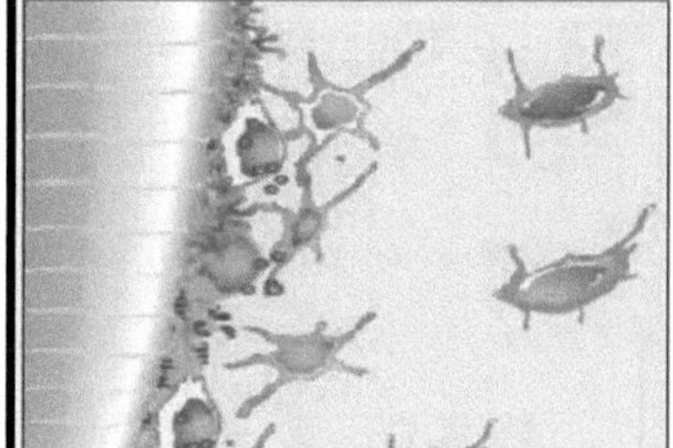

Figura 6.15: mostra a fixação de células mesenquimatosas à superfície

tratada com emdogain

PROLIFERAÇÃO:

No passo seguinte, dá-se a proliferação destas células e o seu número aumenta várias vezes. O metabolismo celular é aumentado e as substâncias sinalizadoras intracelulares são activadas.

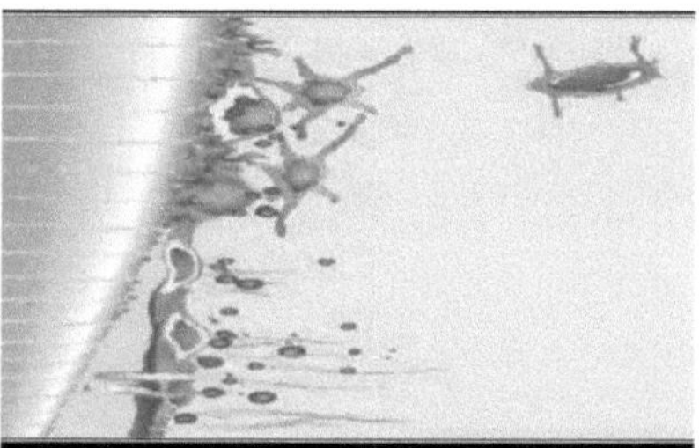

Figura 6.16: mostra a proliferação de células mesenquimatosas ligadas

DIFERENCIAÇÃO

São libertados factores de crescimento e as células organizam-se para produzir colagénio e cemento acelular. O cemento é o tecido chave na regeneração periodontal. A recriação do osso alveolar começa a partir do cemento radicular.

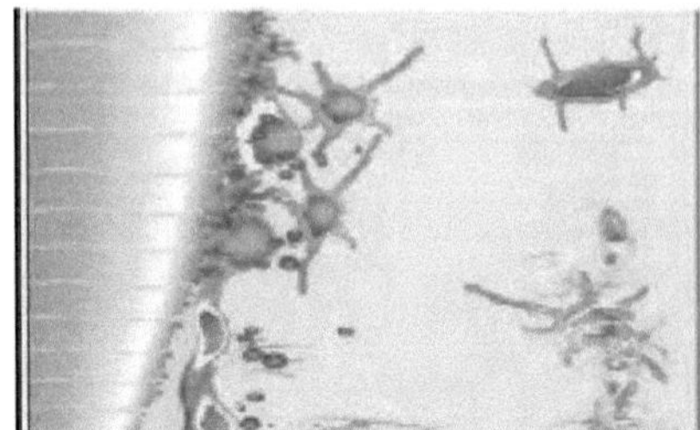

Figura 6.17: Diferenciação das células e formação de colagénio

OSSO ALVEOLAR

Condensação de colagénio a uma certa distância da superfície da raiz. A mineralização inicia-se e forma-se o osso alveolar.

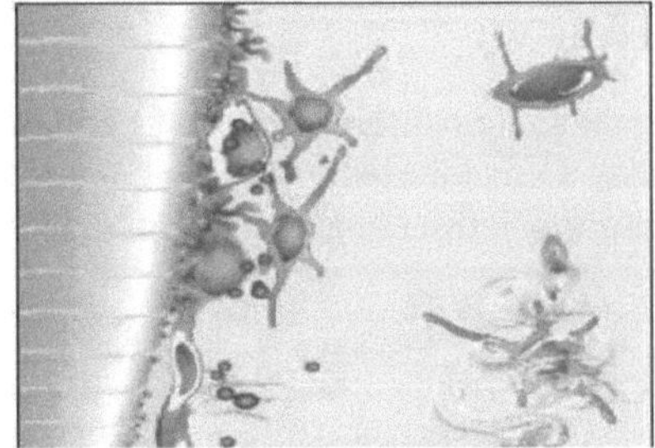

Figura 6.18: Mineralização do colagénio depositado

EMDOGAIN®

Gel pronto a usar "Fácil de aplicar,Não consome muito tempo Fornecido em seringas de: 0,7ml,0,3ml,Embalagem individual* sem PrefGel™ Embalagem múltipla de 3 unidades com PrefGel™,Embalagem PrefGel™ 10 unidades,O que é PrefGel™?,Condicionador de raízes com pH neutro, 24% EDTA.Remoção da "smear layer" antes da aplicação de Emdogain®.Vendido separadamente ou em co-embalagem com Emdogain

APLICAÇÕES DE EMDOGAIN:

A sua principal aplicação clínica é estimular a formação de novas ligações periodontais, que incluem o ligamento periodontal (PDL), o cemento acelular e o osso alveolar. Foram relatados vários casos de endodontistas que utilizaram o EMD durante os seus procedimentos cirúrgicos em casos como a reparação de perfurações ou a ressecção da extremidade da raiz com regeneração tecidular guiada.

Para além das suas propriedades gerais de indução da regeneração periodontal, o EMD presta-se a ser possivelmente aplicável noutras disciplinas da medicina dentária, como a endodontia, a implantologia, a traumatologia e o tratamento de feridas.

O campo da endodontia está a avançar para uma abordagem mais biológica através de técnicas novas e conservadoras de capeamento pulpar, pulpotomias parciais e totais, e procedimentos regenerativos [129, 130]. A versatilidade do EMD para a sua aplicação numa variedade de tratamentos deve-se à sua capacidade de promover a formação de tecido duro (por exemplo, dentina e osso) através da regulação positiva da expressão da sialoproteína da dentina, do colagénio I, do TGF-b e da proteína morfogenética óssea. Além disso, há uma evidência emergente de que a

EMD pode ajudar no tratamento de dentes rachados ou fracturados, dentes feridos ou avulsionados, apexificação e reimplantação imediata ou retardada. Capeamento pulpar direto,Pulpotomia,Medicação intracanal para ápice aberto,Reabsorção radicular com reimplantação,Regeneração

APLICAÇÕES BIOMÉDICAS

Os recentes avanços na conceção de polímeros sensíveis a estímulos criaram oportunidades para novas aplicações biomédicas. As alterações da forma, da superfície, da solubilidade, a formação de uma intrincada auto-montagem molecular e a transição sol-gel permitiram várias aplicações inovadoras.

no fornecimento de terapêutica, engenharia de tecidos, cultura de células, bio-separações, actuadores biomiméticos, biocatalisadores imobilizados, fornecimento de medicamentos, superfícies termo-responsivas.

LIGADURAS DE PRESSÃO INTELIGENTES:

Quando falamos de ligaduras para efeitos de cicatrização de feridas, não pretendemos apenas cobrir a ferida e impedi-la de contaminação bacteriana, mas também aplicar uma quantidade adequada de pressão para promover a cicatrização. Por vezes, um doente pode usar uma ligadura durante quase uma semana, mas esta não se revela eficaz, uma vez que aplica uma pressão insignificante.

Com os avanços tecnológicos que se fazem sentir em todo o campo da medicina, os procedimentos de cicatrização de feridas também melhoraram com a introdução de ligaduras inteligentes e sensíveis ao estímulo.

Uma equipa de engenheiros liderada pela Universidade de Tufts desenvolveu um protótipo de ligadura com sensores de pH e temperatura integrados.

Este é acionado eletronicamente e provoca a libertação do fármaco, o que aumenta a cicatrização da ferida.

Assim, em vez de proporcionar um tratamento passivo tradicional, evoluiu para uma ajuda mais ativa para resolver um desafio médico persistente e complicado.

O pH de uma ferida crónica é um dos principais parâmetros de referência para monitorizar o seu progresso. Normalmente, as feridas em cicatrização situam-se no intervalo de pH 5,5 a 6,5, enquanto as feridas infectadas que não cicatrizam podem ter um pH muito superior a 6,5.

A temperatura é também um parâmetro importante, fornecendo informações sobre o nível de inflamação, dentro e à volta da ferida. Enquanto as ligaduras inteligentes funcionam com base nos efeitos combinados dos sensores de pH e de temperatura,

Estes são constituídos por polietilenoglicóis ligados a uma mistura de materiais fibrosos, como o algodão e o poliéster. Deste modo

possui as propriedades inteligentes de adaptabilidade térmica e retração reversível.

O encolhimento reversível envolve a transmissão de uma memória dimensional ao material, de modo a que, quando o material é exposto a um líquido, encolha nessa área específica. Estes materiais podem ser utilizados para ligaduras de pressão que se contraem quando expostas a sangue.

Estas ligaduras são também incorporadas com chips electrónicos que orientam a administração lenta e consistente de medicamentos nessa área específica.

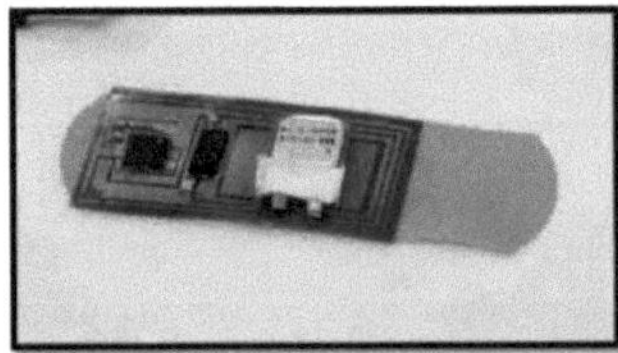

Figura 7.1: Ligadura inteligente com eletrónica reutilizável para monitorização sem fios em tempo real do pH, pressão e hemorragia da ferida. [149]

Os pensos de hidrogel são uma óptima forma de proporcionar hidratação à ferida. As vantagens da utilização de pensos à base de hidrogel para o tratamento de feridas são vastas, especialmente se se souber administrar o gel de forma adequada.

Os pensos de hidrogel são constituídos por 90 por cento de água numa base de gel. Ao manter a ferida húmida, o penso de hidrogel ajuda a proteger o corpo da infeção da ferida e promove uma cicatrização competente.

Os pensos de hidrogel apresentam-se normalmente em três formas diferentes, incluindo:

Hidrogel amorfo: um gel de fluxo livre, distribuído em tubos, embalagens de alumínio e frascos de spray

Hidrogel impregnado: normalmente saturado numa compressa de gaze, cordas de esponja não tecida e/ou tiras

Folha de hidrogel: uma combinação de gel mantida unida por uma malha de fibra fina.

Um hidrogel é uma rede de cadeias poliméricas que são hidrofílicas, por vezes encontradas como um gel coloidal em que a água é o meio de dispersão. Um sólido tridimensional resulta do facto de as cadeias de polímeros hidrofílicos serem mantidas juntas por ligações cruzadas. Devido às ligações cruzadas inerentes, a integridade estrutural da rede do hidrogel não se dissolve devido à elevada concentração de água. [146] Os hidrogéis apresentam contração plástica com alterações de temperatura, pH, campo magnético ou elétrico.

Os pensos de hidrogel proporcionam uma humidade adequada à ferida, o que acelera as sequelas da cicatrização comum, como a granulação, a reparação da epiderme e a remoção do excesso de tecido morto, tornando-se simplificada

Entre os seus vários benefícios, um dos principais é o facto de proporcionar uma sensação de frescura à ferida, o que proporciona alívio da dor durante pelo menos seis horas. Tem um vasto número de aplicações que incluem o tratamento de

Pequenas queimaduras lesões parciais ou de espessura total feridas com desenvolvimento de tecido granulado danos na pele devido a lesões por radiação feridas secas ou desidratadas abrasões ou arranhões graves actuadores moles no domínio biomédico ou para libertação controlada de medicamentos. É importante ter em mente que se deve evitar a utilização de pensos de hidrogel quando qualquer ferida está excecionalmente húmida ou apresenta um exsudado intenso. Na maioria dos casos, os pensos de hidrogel necessitam de um penso de cobertura, uma vez que são frequentemente difíceis de fixar e podem desidratar facilmente se não forem cobertos de forma eficaz.

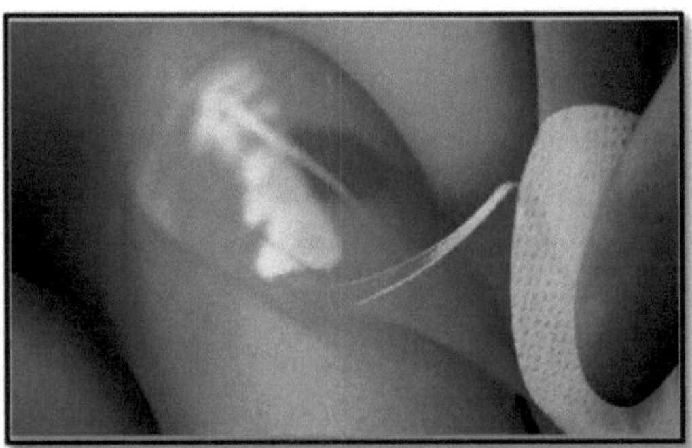

Figura 7.2: Penso de hidrogel.

SUTURAS INTELIGENTES

As suturas cirúrgicas são utilizadas há séculos para unir dois planos de uma ferida e permitir que o corpo cicatrize mais rapidamente. No domínio da medicina, assistiu-se à evolução das suturas que eram inicialmente feitas de materiais vegetais ou animais, como a seda, o algodão ou o catgut, para suturas modernas que são tipicamente sintéticas e feitas de fibras poliméricas.

Estas suturas são constituídas por polímeros termoplásticos que possuem propriedades de memória de forma e biodegradáveis. Os materiais de sutura mais recentes têm a propriedade única de serem reabsorvíveis, ou seja, dissolvem-se com o tempo e são absorvidos pelo tecido durante o período de cicatrização da ferida.

As suturas inteligentes são as que respondem às alterações de temperatura. São aplicadas de forma solta na sua forma temporária e as extremidades da sutura são fixas.

Quando a sutura é sujeita a uma temperatura elevada acima da temperatura de transição térmica, a sutura encolhe e aperta o nó, aplicando a força ideal. A temperatura de transição térmica da sutura é próxima da temperatura do corpo humano, o que tem significado clínico para dar um nó com a tensão adequada numa cirurgia.

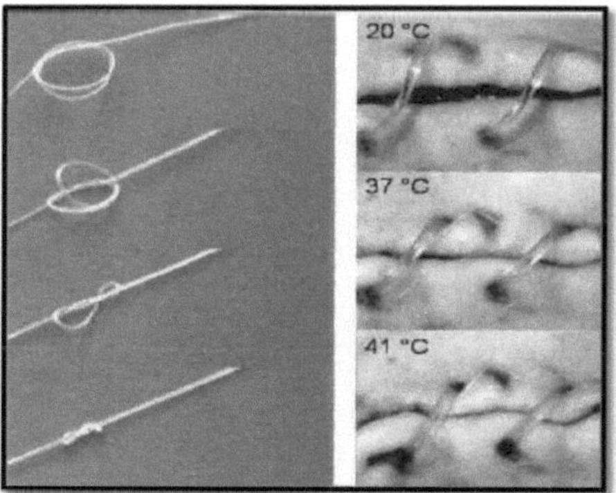

Figura 7.3 : Uma sutura cirúrgica inteligente que se auto-aperta a uma temperatura elevada

temperaturas (esquerda) [150]

As suturas inteligentes são feitas de plástico ou fios de seda cobertos com sensores de temperatura e microaquecedores, que também podem detetar infecções. Um exemplo de sutura inteligente é a Novel MIT Polymer (Aachen, Alemanha).

CAMISETA INTELIGENTE

A Georgia Tech, juntamente com a Sensa Tex. Inc. desenvolveram uma t-shirt que funciona como um computador com fibras ópticas e condutoras integradas no vestuário. A t-shirt monitoriza o ritmo cardíaco, a respiração, a temperatura e as funções vitais do utilizador, alertando-o para qualquer problema[143,144]

NANOTECNOLOGIA NA MEDICINA DENTÁRIA

A era da nanotecnologia está a aproximar-se rapidamente, o que era desconhecido há duas décadas. O interesse crescente neste domínio está a dar origem a um novo campo chamado Nanodentistry, uma ciência e tecnologia de diagnóstico, tratamento e prevenção de doenças e de preservação e melhoria da saúde humana, utilizando materiais estruturados à nanoescala.

Foram feitas inúmeras previsões teóricas com base nas potenciais aplicações da nanotecnologia na medicina dentária, com diferentes níveis de otimismo. Embora algumas camadas de capacidade nanotecnológica se tenham tornado uma realidade para a saúde oral na última década, muitas destas aplicações estão ainda na sua fase pueril.

O mecanismo de funcionamento da nanodentística consiste na construção de nanorrobôs dentários de dimensões microscópicas que utilizam mecanismos de motilidade específicos para rastejar ou nadar através dos tecidos humanos com precisão de navegação, adquirir energia, sentir e manipular o meio envolvente, conseguir uma citopenetração segura e utilizar qualquer uma das múltiplas técnicas para monitorizar, interromper ou alterar o tráfego de impulsos nervosos em células nervosas individuais em tempo real.

O funcionamento destes nanorrobôs pode ser controlado por um nanocomputador a bordo que executa instruções pré-programadas em resposta a estímulos de sensores locais. A palavra "Nano", que deriva da palavra grega (Nannos) que significa "anão", é um prefixo que se refere literalmente a um bilionésimo de um tamanho físico.

De acordo com a definição da Iniciativa Nacional para a Nanotecnologia, a nanotecnologia é a manipulação direta de materiais à escala nanométrica.

A nanotecnologia dar-nos-á a capacidade de dispor os átomos como desejamos e, subsequentemente, de conseguir um controlo efetivo e completo da estrutura da matéria. Em geral, a nanotecnologia é traduzida como "a ciência do pequeno". O domínio da nanotecnologia tem um enorme potencial que, se for aproveitado de forma eficiente, pode trazer benefícios significativos para a sociedade humana, como a melhoria da saúde, uma melhor utilização dos recursos naturais e a redução da poluição ambiental. O futuro reserva-nos uma era da medicina dentária em que todos os procedimentos serão efectuados com equipamentos e dispositivos baseados na nanotecnologia.

HISTÓRIA DA NANOTECNOLOGIA

- ➢ Richard Feynman fez uma palestra em 1959 que, muitos anos mais tarde, inspirou as bases conceptuais da nanotecnologia.

- ➢ O termo nanotecnologia foi introduzido por Norio Taniguchi em 1974, quando se referiu a uma "técnica de produção para obter uma precisão extra elevada e dimensões ultra-finas".

- ➢ Em 1986, K. Eric Drexler contribuiu para o seu desenvolvimento ao introduzir o conceito de nanotecnologia molecular na sua publicação de 1986, "Engines of Creation: The coming era of nanotechnology".

- ➢ Na década de 1980, Gerd Binnig inventou a microscopia de varrimento por tunelização (STM) e Henrich Rohrer inventou a microscopia de força atómica.

1991, Saumio Iijima descobriu os nanotubos de carbono.

2011, primeiros circuitos de nanofios programáveis para nanoprocessadores.

ABORDAGENS EM NANOTECNOLOGIA:

Abordagem descendente: Procura produzir dispositivos mais pequenos utilizando dispositivos maiores para obter precisão na estrutura e na montagem[152]. [152] A abordagem descendente baseia-se no processamento de materiais em estado sólido. Exemplos típicos de processos descendentes são a fresagem, a maquinagem e a litografia.

As abordagens "de cima para baixo", como a deposição química de vapor (CVD), o processamento monolítico, a gravação por via húmida e por plasma, são utilizadas para fabricar estruturas funcionais à micro e à nanoescala [155]. Estas abordagens são utilizadas com êxito na indústria eletrónica e no revestimento de implantes médicos e stents utilizando a tecnologia CVD para melhorar o fluxo sanguíneo e a biocompatibilidade [156] .

Abordagem ascendente: Procura organizar componentes mais pequenos em conjuntos mais complexos, cujas ligações covalentes são extremamente fortes. [152]

A abordagem "bottom-up" envolve o fabrico de materiais através da construção de partículas por recolha de elementos atómicos. O processamento "bottom-up" baseia-se na síntese química extremamente organizada e no crescimento de materiais. O melhor exemplo desta abordagem está presente na natureza, por exemplo, na reparação de células, tecidos ou sistemas de órgãos, bem como na síntese de proteínas [157].

Figura 8.1. Abordagem de cima para baixo e de baixo para cima em nanotecnologia [144]

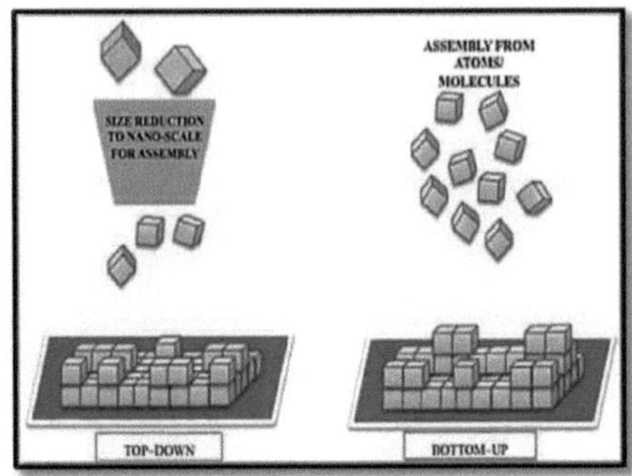

3. Abordagem funcional: Procura desenvolver componentes de uma funcionalidade desejada sem ter em conta a forma como podem ser montados. [153]

4. Abordagem biomimética: Procura aplicar biomoléculas para aplicações em nanotecnologia[153].

Discipline	Available Materials
Restorative Dentistry	Ketac™ (3M ESPE, St. Paul, MN, USA), Ketac N100; Nano-ionomers (3M ESPE), Filtek Supreme XT (3M ESPE), Fuji IX GP (GC, Leuven, Belgium), Nano-primer, Premise™ (Kerr/Sybron, Orange, CA, USA), Adper™ Single bond plus Adhesive (3M ESPE), Ceram X™ (DENTSPLY International, Milford, CT, USA).
Regenerative Dentistry and Tissue Engineering	Ostim® (Osartis GmbH, Elsenfeld, Germany), VITOSSO™ (Orthovita-Inc, Malvern, PA, USA), Nano-Bone® (ARTOSS, Rostock, Germany).
Periodontics	Arestin® (Valeant, Bridgewater, MA, USA), Nanogen® (Orthogen, Springfield, IL, USA).
Preventive Dentistry	NanoCare® Gold (Nano-Care, Saarwellingen, Germany).
Orthodontics	Ketac™ N100 Light Curing Nano-Ionomers (3M ESPE), Filtek Supreme Plus Universal (3M ESPE).
Prosthodontics	Nanotech elite H-D plus (Zhermack, Badia Polesine, Italy), GC OPTIGLAZE color® (GC).
Oral Implantology	Nanotite™ Nano-coated implant (BIOMET 3i, Palm Beach Gardens, FL, USA).
Endodontic	AH plus™ (DENTSPLY International), Epiphany (Pentron Clinical Technologies, Wallingford, CT, USA), Guttaflow® (Coltène, Altstätten, Switzerland).

Tabela 8.1: Aplicação da nanotecnologia em medicina dentária com produtos disponíveis. Adaptado de Khurshid et al 2015 [158]

Nanotecnologia na medicina dentária conservadora

Nanocompósito:

Há muito que se utilizam micro cargas em materiais compósitos e microcore. Embora o tamanho das partículas de enchimento não possa ser reduzido para menos de 100 nm, as partículas de nanocompósitos são suficientemente minúsculas para serem sintetizadas a nível molecular.

Na última década, registaram-se rápidos avanços nos materiais de restauração dentária, incluindo os compósitos à base de resina. A introdução da nanotecnologia levou à descoberta de nanopartículas de carga. Todos os esforços foram e estão a ser feitos para alcançar avanços consideráveis nas propriedades físicas e resolver questões como a contração da polimerização, a resistência ao desgaste, a microdureza e alcançar a satisfação do paciente em termos de aparência estética. [159]

Estas nanopartículas melhoram a resistência à compressão do material. As partículas de enchimento de tamanho submicrónico, como o dióxido de zircónio, também são necessárias para melhorar a polibilidade e a estética.

Nanoproducts Corporation produziu com sucesso nanopartículas discretas não aglomeradas que são homogeneamente distribuídas em resinas ou revestimentos para produzir nanocompósitos.

O nanofiller utilizado: Pó de aluminossilicato com um tamanho médio de partícula de 80 ran 1:4 M razão de alumina para sílica e um índice de refração de 1,508.

Propriedades: Estes nanocompósitos têm dureza superior, resistência à flexão, módulo de elasticidade, diminuição da contração de polimerização e também têm excelentes propriedades de manuseamento.

Um estudo recente de Xu et al. avaliou a incorporação de partículas nanométricas de CaPO4 em compósitos à base de resina, o que resultou numa melhoria da capacidade de suportar tensões, bem como na libertação de iões que poderiam inibir a cárie dentária. [160]

Nano agentes de revestimento:

Estes agentes contêm cargas nanométricas activadas por luz que podem ser utilizadas como revestimento sobre o compósito, cimentos de inómero de vidro, coroas de revestimento e facetas. A incorporação de nanoenchimentos proporciona um excelente polimento nas restaurações, o que evita manchas e aumenta a resistência à abrasão e ao desgaste. [161]

Nanobond:

Trata-se de um sistema adesivo reforçado com nano partículas. Estes novos agentes de ligação são preparados a partir de nano soluções que contêm nanopartículas homogéneas dispersas na solução. Os nanoenchimentos de sílica são estáveis e não se aglomeram na solução, pelo que proporcionam valores superiores de resistência de ligação.

Zona de nano-interação (NIZ - <300 nm) com descalcificação mínima e quase nenhuma exposição às fibras de colagénio, produzindo um composto de cálcio insolúvel para uma melhor ligação, menos suscetível de se deteriorar devido às enzimas presentes na boca. [162]

Nanosolução:

Estas soluções têm nanopartículas dispersas de forma homogénea que alargam a sua utilização em agentes de ligação. A nova geração de agentes de ligação é aplicada num só passo. As nanopartículas homogeneamente dispersas proporcionam a máxima força de ligação e evitam a sedimentação das partículas[163].

Vantagens adicionais : Diminuição da viscosidade, menos vazios na impressão, melhores propriedades de manuseamento, melhor registo de detalhes, elevada resistência ao rasgamento, resistência à distorção, resistência ao calor. [166] Exemplo: Nanotech Elite H-D da Zhermak

Nano pasta de dentes:

A pasta de dentes Nano-Whitening é uma pasta de dentes que contém hidroxiapatite sintetizada, um componente chave do esmalte dentário, sob a forma de cristais nanométricos.

Está provado que refresca a respiração e branqueia os dentes. Esta pasta de dentes contém ingredientes como:

Tecnologia nano patenteada, também conhecida como Nanoxyd, peróxido de cálcio, contém enzimas como (papaína e bromelaína), combinação de flúor, co-enzima Q10 e vitamina E. [167]

Dentifrício nanorobótico (Dentifrobots):

Um dentifrício nano-robótico de habitação suboclusal, distribuído por elixir ou pasta de dentes, poderia patrulhar todas as superfícies supra-gengivais e sub-gengivais pelo menos uma vez por dia, metabolizando a matéria orgânica retida em vapores inofensivos e inodoros e efectuando um desbridamento contínuo do cálculo. Estes dentifrobots invisivelmente pequenos [1-10 micon], que rastejam a 1-10 microns/segundo, seriam dispositivos baratos, puramente mecânicos, que se desactivariam em segurança se fossem engolidos e que seriam programados para uma melhor limpeza dos dentes. [168]

Cimento de ionómero de vidro com nanocarga:

Os nano-ionómeros de vidro são concebidos para satisfazer os vários requisitos, tal como outros materiais utilizados na boca. A nanotecnologia foi utilizada no desenvolvimento para fornecer algumas caraterísticas de valor acrescentado que não estão normalmente associadas aos materiais de restauração de ionómero de vidro.

Utilizando nanocargas e nanoclusters ligados, juntamente com vidro de fluoro-aluminossilicato (FAS), foi formulado um novo tipo de GIC utilizando a nanotecnologia, juntamente com a sua propriedade de libertação de fluoreto.

Os ionómeros de vidro são fornecidos na forma de pó e de líquido e funcionam segundo o princípio da reação ácido-base. O pó é composto principalmente por partículas de vidro de fluoro-alumino-silicato (FAS) e iões como o estrôncio, o cálcio e o lantânio. O líquido é um copolímero de ácido acrílico e ácido itacónico ou ácido maleico e é fornecido como um fluido viscoso. A reação ácido-base tem lugar enquanto o pó e o líquido são misturados e a presa inicial ocorre em 3-4 minutos. [169]

Este produto satisfaz uma vasta gama de indicações clínicas que vão desde a Classe I, II, V e acumulação de núcleo.

O Nano GIC é um material de restauração ideal para a medicina dentária quotidiana.

As vantagens deste material são: excelente polimento, excelente estética, maior resistência ao desgaste, é mais rápido, mais fácil de misturar e dispensar. [170]

Fio dental nanotecnológico:

Ultra-fina, ultra-deslizante, completamente não desfiável e com excelente resistência à tração. A nanoestrutura única da fita dentária permite a adição de aromas e a administração de medicamentos. [171]

Nano-cerâmica:

As nanopartículas de cerâmica modificada organicamente são constituídas por uma estrutura de polissiloxano. Estas partículas de nano-cerâmica podem ser melhor descritas como partículas híbridas inorgânicas e orgânicas, em que a parte inorgânica consiste em siloxano e a parte orgânica metacrílica mistura todas as partículas com a matriz de resina. A boa resistência à propagação de microfissuras pode estar relacionada com o efeito de reforço das partículas nano-cerâmicas. As fissuras que se propagam são mais frequentemente reflectidas ou absorvidas pelas partículas nanocerâmicas. [172, 173]

Nanozono:

Ozonoterapia baseada na nanotecnologia. Fornece ozono fortemente oxidante. Quando administrado em doses adequadas, permite a remoção de 99,9% das bactérias responsáveis pelo desenvolvimento de cáries dentárias. [174]

Agente nano-reminerializante:

Pasta de Nanofosfato de Cálcio (Desensibilize Nano-P, FGM Produtos Odontológicos) para esmalte clareado. Os cristais de nanofosfato de cálcio podem ter penetrado mais profundamente nos defeitos do esmalte, formando um depósito "tipo reservatório" dos iões de cálcio e fosfato erodidos. O depósito tipo reservatório ajuda a manter um estado de super-saturação com minerais do esmalte. [175]

Nanopartículas de ouro e prata:

As nanopartículas de prata e ouro estão a ser utilizadas como alternativa aos agentes de obturação dentária. As vantagens únicas destas nanopartículas são as propriedades anti-desgaste, antibacterianas e antifúngicas que permitem a sua utilização em dentisteria de restauração. Também actuam sobre os biofilmes dentários nos canais radiculares quando utilizados durante a terapia endodôntica. [176]

O tratamento do canal radicular é um procedimento altamente previsível, com taxas de sucesso de até 96%. O sucesso do tratamento depende principalmente de uma limpeza e moldagem adequadas para interromper a ecologia microbiana, desinfetar o sistema de canais radiculares e, finalmente, selá-lo para evitar microinfiltrações.

Embora o tratamento tenha uma elevada taxa de sucesso, o insucesso ainda ocorre devido a uma limpeza e moldagem inadequadas em sistemas de canais radiculares anatomicamente complexos e/ou fuga microbiana contínua devido à falta de caraterísticas adequadas do material de selagem.

Os materiais actuais têm certas limitações, como a retração, a solubilidade no ambiente oral e a intolerância à humidade. Por conseguinte, o desenvolvimento de materiais adequados para a limpeza e moldagem, bem como para a selagem do sistema de canais radiculares, é essencial para o êxito do tratamento dos canais radiculares a longo prazo.

Um desses focos, tanto no domínio médico como no dentário, são as aplicações clínicas da nanotecnologia. A investigação sobre nanomateriais deu início a uma nova era no desenvolvimento de materiais para resultados clínicos superiores.

No campo da endodontia, está em curso uma quantidade razoável de investigação numa tentativa de aumentar todos os passos dos procedimentos clínicos, desde as limas aos materiais de obturação.

Os nanomateriais mais pequenos, mais resistentes ao desgaste e à fadiga, estao a ser sugeridos para modificações da superfície das limas de níquel-titânio rotativas atualmente utilizadas no tratamento dos canais radiculares, a fim de ajudar a reduzir a incidência de falhas dos instrumentos.

As propriedades antimicrobianas de algumas nanopartículas podem ser capazes de aumentar a eficácia dos irrigantes e medicamentos intracanais devido ao seu tamanho e possível dispersão em anatomias complexas do canal radicular.

Para além destes, tem havido um esforço mais concentrado no desenvolvimento de materiais "nano-modificados". A dispersão destas partículas nos materiais actuais e nos novos materiais poderia reforçar a capacidade de selamento dos materiais obturadores e selantes, bem como dos materiais de reparação/obturação radicular.

Outra aplicação da nanotecnologia que está a ganhar um interesse significativo é a utilização de nano-scaffolds para a regeneração da polpa. A nível nanométrico, estes andaimes podem vir a ser aplicáveis a terapias que vão desde o capeamento pulpar até à regeneração completa do complexo pulpar-dentinário. Esta secção tem como objetivo rever estas utilizações da nanotecnologia para aplicações clínicas actuais e futuras em endodontia

APLICAÇÕES CLÍNICAS:

MODIFICAÇÕES DE INSTRUMENTOS

Os instrumentos rotativos, especialmente os fabricados em ligas de níquel-titânio (Ni- Ti), são amplamente utilizados pelos médicos na prática dentária quotidiana.

As ligas de NiTi possuem muitas caraterísticas favoráveis, tais como a resistência à corrosão e, mais importante, a superelasticidade e a excelente memória de forma que lhe permitem navegar em sistemas complexos de canais radiculares para uma limpeza e moldagem adequadas [177].

Apesar destas caraterísticas favoráveis dos instrumentos rotativos de NiTi, a fadiga e a falha das ligas de NiTi ocorrem, levando a uma possível fratura do instrumento intracanal.

Foram feitas tentativas para modificar a superfície do instrumento através do revestimento da superfície de NiTi com diferentes nanomateriais, a fim de ultrapassar estas deficiências caraterísticas.

A adição destas nanopartículas melhorou significativamente a resistência à fadiga e o tempo até à rutura das limas revestidas, tal como observado na difração dinâmica de raios X. As melhorias foram conseguidas através da redução da fricção entre a lima e o tecido circundante com o revestimento de nanopartículas. [178]

Num outro estudo, a extremidade distal da lima foi modificada pelo revestimento seletivo de limas endodônticas. O revestimento seletivo das limas distribuiu as nanopartículas de forma não uniforme ao longo da superfície da lima, deixando apenas uma parte da lima revestida e, por isso, tinha um binário mais elevado, tornando-a mais resistente à fadiga e à falha [179].

Assim, a utilização de nanopartículas para revestir a superfície dos instrumentos pode melhorar significativamente o seu desempenho, com menor potencial de fadiga e falha.

MELHORIA DA DESINFECÇÃO DOS CANAIS:

São utilizadas várias soluções e medicamentos para desinfetar o sistema de canais radiculares, que podem ser classificados em termos gerais como irrigantes e medicamentos.

Enquanto os irrigantes significam normalmente um volume elevado com um tempo de contacto reduzido no sistema de canais, os medicamentos são relativamente mais passivos, mas dependem de um tempo de contacto mais longo para exercerem as suas propriedades desinfectantes. Ambas as categorias estão a ser investigadas quanto ao aumento das nanopartículas para ajudar a melhorar a desinfeção e a selagem do sistema de canais radiculares. [180]

Nanoirrigantes:

A ideia principal para a limpeza e modelação do sistema de canais radiculares é perturbar e erradicar os biofilmes microbianos no sistema de canais radiculares. Os irrigantes podem aumentar o desbridamento mecânico, eliminando os detritos, dissolvendo os tecidos e desinfectando o sistema de canais radiculares. Isto é especialmente necessário para dentes com anatomia interna complexa, tais como barbatanas ou outras irregularidades que podem ser perdidas pela instrumentação[181].

Nas últimas décadas, as nanopartículas de prata têm sido utilizadas em várias aplicações, desde a eletrónica até agentes antibacterianos/antifúngicos em biotecnologia e bioengenharia, incluindo aplicações dentárias.

Outra área de investigação é a utilização da terapia fotodinâmica antimicrobiana baseada em nanopartículas para a desinfeção dos canais radiculares.

Num estudo in vitro [182] , foram observados os efeitos de nanopartículas de ácido poli-lático-co-glicólico (PLGA) carregadas com o fotossensibilizador azul de metileno (MB) e luz contra Enterococcus faecalis por microscopia eletrónica de transmissão (TEM). Verificou-se que as nanopartículas se concentram principalmente nas paredes celulares dos microrganismos. O sinergismo da luz e das nanopartículas carregadas com MB levou à redução das unidades formadoras de colónias (UFC) na fase planctónica e nos canais radiculares. Os autores concluíram que a utilização de nanopartículas de PLGA encapsuladas com fármacos fotoactivos pode ser um complemento promissor no tratamento endodôntico antimicrobiano.

Noutro estudo semelhante, o fotossensibilizador catiónico foi capaz de inativar as bactérias do biofilme microbiano (E. faecalis) e de perturbar a estrutura do biofilme. [183,184]

Assim, estas terapias podem constituir uma nova alternativa aos irrigantes convencionais utilizados no tratamento endodôntico.

Nano-medicamentos:

Para procedimentos endodônticos que requerem mais de uma consulta para serem concluídos, as bactérias remanescentes no sistema podem crescer e reinfectar o espaço do canal radicular entre as consultas. [185] As nanopartículas, como o quitosano (CS-np) e o óxido de zinco (ZnO-np), demonstraram possuir propriedades antibacterianas significativas. Um estudo efectuado por Shrestha et al. testou a eficácia do CS-np e do ZnO-np frescos e envelhecidos na desinfeção e rutura de biofilmes de E. faecalis [186] . Verificou-se uma redução significativa da espessura do biofilme após o tratamento com nano partículas e os autores concluíram que a taxa de destruição bacteriana pelas nano partículas dependia da concentração e do tempo de interação e que o envelhecimento durante 90 dias não afectava as suas propriedades antibacterianas.

MODIFICAÇÕES MATERIAIS:

Materiais de obturação:

Embora vários materiais tenham sido defendidos ao longo dos últimos 150 anos para a obturação dos canais radiculares, a guta-percha tem-se mantido como o material de eleição. No entanto, as suas principais desvantagens citadas incluem a falta de rigidez e adesividade, a facilidade de deslocamento sob pressão, a propriedade antimicrobiana mínima e a contração se for termoplastificada. A adaptação adequada dos materiais obturadores às paredes limpas e modeladas do canal radicular e o aumento da atividade antimicrobiana seriam importantes para reduzir as lacunas e as microinfiltrações.

A incorporação de nanopartículas pode aumentar a área de superfície entre a dentina e o material obturador, levando a uma melhor adaptação. O vidro bioativo 45S5 é uma das mais recentes nanopartículas utilizadas na terapia endodôntica. Possui nanopartículas amorfas de 20-60 nm de tamanho. O tamanho mais pequeno das partículas aumenta a área de superfície de contacto e, por conseguinte, possui um efeito antimicrobiano mais elevado do que o material de tamanho macro.

A eficácia antimicrobiana clínica do vidro bioativo 45 S 5 foi avaliada em infecções persistentes do canal radicular contendo isolados de enterococos. A eficácia de eliminação das bactérias foi significativamente melhor com o material de tratamento nanométrico. [187]

Selantes:

Os materiais de selagem utilizados durante a obturação são agrupados com base no seu constituinte principal, como o óxido de zinco-eugenol, hidróxido de cálcio, resinas, ionómeros de vidro ou silicones.

Uma vez que o tamanho das nanopartículas pode penetrar nos túbulos dentinários para assegurar que todos os espaços foram selados eficazmente, o desenvolvimento de um selante baseado na nanotecnologia pode ser um passo importante para conseguir um melhor material selante em endodontia.

No seu estudo, Chen et al utilizaram um novo selante para obturação de canais radiculares composto principalmente por cristais de nanohidroxiapatite. O cimento demonstrou uma atividade antimicrobiana superior (Actinomyces naeslundii, Peptostreptococcus anaerobius, Porphyromonas gingivalis, Porphyromonas endodontalis e Fusobacterium nucleatum), bem como uma microinfiltração mínima. [188.]

Materiais de retro-obturação e de reparação radicular:

De acordo com Harty et al. [189], o fator mais importante para determinar o sucesso de uma apicoectomia é a eficiência do selamento apical. Wu et al. [190] sugeriram que um selamento estanque e duradouro das obturações no extremo da raiz é de importância clínica primária.

O agregado de trióxido mineral (MTA) tornou-se o material de eleição para a obturação retrógrada, apesar da sua manipulação e do longo tempo de presa. Para ultrapassar estas desvantagens, um estudo muito recente de Saghiri et al. avaliou um agregado de trióxido mineral nanomodificado para melhorar as propriedades físico-químicas. Concluíram que o aumento da área de superfície do pó por nanodispersão pode reduzir o tempo de presa e aumentar a microdureza [191]. Este facto pode ajudar o MTA a endurecer mais rapidamente sem perder a dureza necessária depois de endurecido.

Conclusões

Como se pode ver pelo texto acima, o impacto total da nanotecnologia na endodontia ainda não foi percebido. Parece haver nanoaplicações para todos os aspectos dos procedimentos de rotina dos canais radiculares.

Quer se trate dos instrumentos e dos irrigantes utilizados para limpar e modelar os canais radiculares, quer dos materiais utilizados para selar o sistema de canais radiculares limpos, os nanomateriais revelam potencial para melhorar ainda mais as suas caraterísticas físicas e químicas.

Para além destas melhorias físicas e químicas, talvez um resultado importante do nanomelhoramento seja o desenvolvimento de materiais "inteligentes"; "inteligentes" em virtude das capacidades reactivas das nanopartículas dispersas no material. Se os estudos preliminares forem confirmados e bem sucedidos em modelos animais e humanos, estes materiais "inteligentes" serão capazes de reagir ao ambiente local e/ou ao insulto.

DIGITALIZAÇÃO E ERA DA IMPRESSÃO 3D NA DENTISTERIA CONSERVADORA E NA ENDODONTIA

Não só com a formulação de novos materiais activos e inteligentes, a medicina dentária também beneficiou muito com a extensão dos seus braços, agarrando também a tecnologia do mundo da engenharia. Com a assimilação de ideias da digitalização para a tecnologia CAD-CAM e, mais tarde, para a impressão 3D, a medicina dentária floresceu várias vezes.

A revolução digital está a mudar o mundo, e a medicina dentária não é exceção. A introdução de toda uma gama de dispositivos digitais (intra-orais, extra-orais, scanners faciais e tomografia computorizada de feixe cónico (CBCT) com baixa dose de radiação) e de software de processamento (software protético de conceção/construção assistida por computador (CAD/CAM), software para planeamento de cirurgia de implantes), juntamente com novos materiais estéticos e poderosas ferramentas de fabrico e prototipagem (fresadoras e impressoras 3D), está a transformar radicalmente a profissão de dentista.

Atualmente, a revolução digital está a alterar o fluxo de trabalho e, consequentemente, a alterar os procedimentos operacionais. Na medicina dentária digital moderna, as quatro fases básicas de trabalho são:

Aquisição de imagens, preparação/processamento de dados, produção e aplicação clínica em doentes. A aquisição destes dados digitais é normalmente processada por dois métodos principais:

CAD-CAM e impressão 3D.

Impressão 3D

A imagem e a modelação 3D, em conjunto com as tecnologias CAD (desenho assistido por computador) e CAM (fabrico assistido por computador), têm um enorme impacto em todos os aspectos da medicina dentária. A impressão 3D pode ajudar com êxito no planeamento de procedimentos de tratamentos complexos em diversos ramos da medicina dentária. O termo impressão 3D é geralmente utilizado para descrever uma abordagem de fabrico que constrói objectos uma camada de cada vez, adicionando várias camadas para formar um objeto. Este processo é mais corretamente descrito como fabrico aditivo, e é também referido como prototipagem rápida. [192,193]

É importante lembrar que a impressão 3D é um fabrico aditivo que a distingue do fabrico CAD-CAM, que, por sua vez, é uma abordagem subtractiva.

Etapas da impressão 3d

Aquisição do modelo 3D

O primeiro passo no processo de fabrico aditivo é a produção de um modelo digital. Para este efeito, a aquisição de dados pode ser efectuada através dos seguintes métodos [194]:

Para digitalização de tecidos moles

1. Uma impressão física do sujeito

Scanner ótico de superfície. Para digitalização de tecidos duros

CBCT digital

Tomografia computorizada digital

Existem muitos programas CAD que utilizam princípios de modelação, capacidades e políticas de preços diferentes. Por exemplo, Solidworks, Autodesk Fusion 360, SketchUp Estes dados de digitalização são recolhidos pela máquina CAD e armazenados sob a forma de formato DICOM (Digital image for communication in medicine).

Atenção, este formato DICOM não é aceite pelas máquinas de impressão 3D. É então convertido para um formato diferente na etapa seguinte.

2. Criar ficheiro STL

Nesta etapa do processo de fabrico aditivo (AM), um modelo CAD é convertido num ficheiro STL (Standard Tessellation Language) que é aceite pelas máquinas AM. As impressoras 3D compreendem Também é possível selecionar um modelo STL a partir de repositórios online como Pinshape, GrabCAD, etc.

3. Preparar o modelo para impressão

Um ficheiro STL foi gerado pelos dados do tecido duro que foi adquirido com a ajuda de CBCT/CT. Mas também é necessário registar os dados relativos aos tecidos moles, para o que pode ser utilizada uma impressão física de base de borracha ou um scanner ótico.

No laboratório de impressão 3D, procede-se à sobreposição destas duas imagens com a ajuda de softwares 3D especializados.

É depois importado para um programa de corte, onde o modelo 3D é cortado e está pronto para ser alimentado em impressoras 3D de marcas e tipos compatíveis.

4. Impressão 3D

Todo o processo de impressão é essencialmente automático. A impressora 3D lê cada fatia (imagem 2D) e cria uma imagem 3D. Os objectos impressos em 3D (modelos e guias) são fabricados utilizando técnicas de fabrico que envolvem a cura selectiva ou a ligação de material em camadas verticais sucessivas que se fundem numa plataforma ascendente/descendente.

Dependendo do tamanho da coisa, da máquina e dos materiais empregues, o procedimento pode demorar várias horas ou mesmo dias. É necessário verificar ocasionalmente se não existem erros.

5. Produção e pós-processamento

Podem ser criados objectos precisos com formas geometricamente complexas e variaçõcs na forma da secção transversal, densidade, cor e/ou propriedades mecânicas.

O pós-processamento é normalmente necessário para o refinamento final do objeto impresso em 3D e pode envolver mais cura, reforço e/ou remoção de suportes.

O pós-processamento pode variar muito consoante a tecnologia de impressão e os materiais utilizados.

O pós-processamento do produto final pode incluir limpeza com ar de alta pressão, jato de areia, lavagem a jato, trituração, tratamento térmico, polimento, coloração e esterilização do modelo para preparar a utilização final.

Classificação das tecnologias de impressão 3D: [195]

Base líquida

À base de pó

Base sólida

Baseado em papel

Tecnologia de base líquida:

A primeira categoria de impressoras 3D cria camadas de objectos através da solidificação selectiva de uma resina líquida conhecida como fotopolímero que endurece quando exposta a um laser ou a outra fonte de luz. Algumas destas impressoras 3D de fotopolimerização criam camadas de objectos dentro de um tanque de líquido. Entretanto, outras utilizam jactos de uma única camada de resina e utilizam luz ultraviolenta para a solidificar antes de ser adicionada a camada seguinte. Algumas impressoras 3D baseiam-se nesta última tecnologia e são capazes de misturar vários fotopolímeros diferentes no mesmo trabalho de impressão, o que lhes permite produzir objectos feitos de vários materiais.

Exemplos: Estereolitografia, impressão por injeção e impressão por jato de tinta.

Tecnologia à base de pó:

Uma segunda e muito ampla categoria de hardware de impressão 3D constrói objectos através da colagem selectiva de camadas sucessivas de um pó muito fino. Esta adesão de pó ou ligação de materiais granulares pode ser conseguida através da aplicação de um jato de adesivo em cada camada de pó, ou através da fusão de grânulos de pó utilizando um laser ou outra fonte de calor.

No entanto, outras tecnologias fundem e depois fundem os grânulos de um material de construção em pó à medida que este é depositado numa superfície construída. Várias formas de adesão de pó já são habitualmente utilizadas para imprimir em 3D numa vasta gama de materiais. Estes incluem nylon, bioplásticos, cerâmica, cera, bronze, aço inoxidável, cromo-cobalto e titânio.

Exemplos: Sinterização a laser e sinterização direta de material a laser

Tecnologia de base sólida:

Existem impressoras 3D que criam objectos através da extrusão de um material fundido ou semi-líquido a partir de um bocal da cabeça de impressão.

Mais frequentemente, isto envolve a extrusão de um termoplástico fundido que endurece muito rapidamente depois de sair da cabeça de impressão. Outras impressoras 3D baseadas em extrusão fabricam objectos através da saída de metal fundido.

Exemplo: Modelação por deposição fundida FDM

Tecnologia baseada em papel:

Uma última categoria de impressoras 3D baseia-se na laminação. Aqui, camadas sucessivas de papel cortado, metal ou plástico são coladas umas às outras para construir um objeto sólido. Quando são utilizadas folhas de papel como material de construção, estas são cortadas por lâmina ou laser e coladas umas às outras. Podem também ser pulverizadas com várias tintas durante o processo de impressão para criar objectos impressos em 3D a cores e de baixo custo.

Impressão 3D no domínio da medicina e da medicina dentária [196]

Planeamento pré-operatório

Estratégia de navegação e tratamento

Simulação cirúrgica/educação/formação de doentes

Utilização intra-operatória e guia de instrumentos específico para o doente

Próteses e moldeiras personalizadas

Fins forenses.

A utilização de guias de perfuração e de corte permite que um plano virtual 3D, criado no ecrã num software, seja transferido para o local da operação e, como tal, pode ser considerado como uma interface entre o plano virtual e o doente físico

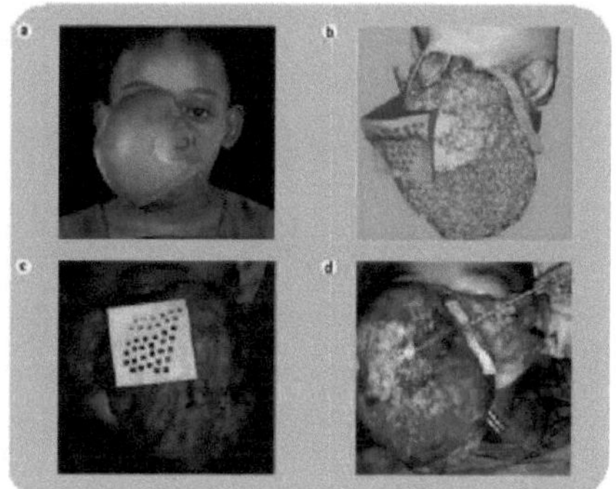

Figura 9.1: Representação do planeamento pré-operatório de uma cirurgia utilizando um guia 3D [196]

Os modelos impressos em 3D também podem ser utilizados para simulação cirúrgica, onde os locais de cirurgia podem ser visualizados e um tratamento adequado pode ser planeado.

Simulação cirúrgica/educação de doentes/formação. Podem ser feitos modelos impressos em 3D de doentes com várias doenças vasculares ou nervosas. Estes podem ser utilizados para treinar e planear o tratamento cirúrgico em áreas cirúrgicas de alto risco, como o aneurisma cerebral.

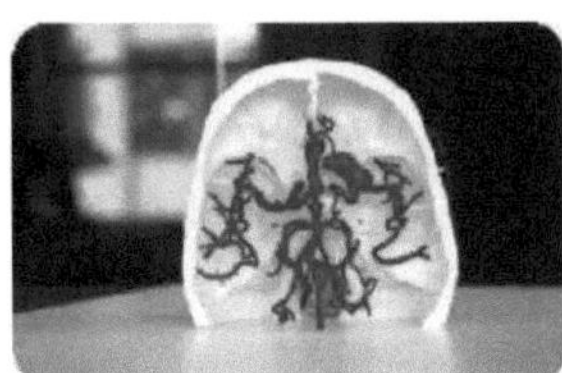

Figura 9.3: Modelo impresso em 3D de um doente que sofre de aneurisma cerebral.

Impressão 3D em endodontia

Educação dos doentes

Para compreender a complexa anatomia interna do dente e da zona envolvente
Área

Utilização de uma tecnologia de dentes transparentes para trabalhos pré-clínicos

Simulador Haptic para o ensino do tratamento endodôntico

Para fins de investigação

Preparação da cavidade de acesso guiado em canais calcificados

Como guia cirúrgico/refletor

Visualização A anatomia interna complexa do dente pode ser visualizada utilizando um modelo impresso em 3D, que pode ser útil para a educação do paciente e para simular a complexidade anatómica para o profissional.

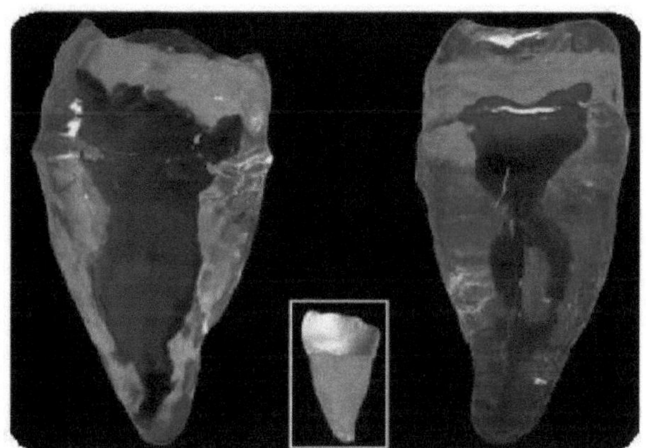

Figura 9.4: Modelo de dente impresso em 3D que simula a complexidade da anatomia interna [199]

Impressão 3d para o ensino da endodontia

Aplicações de Simuladores Hápticos em Endodontia Os sistemas de simulação de realidade virtual têm sido utilizados em medicina para formar cirurgiões e estudantes de medicina. Os sistemas de simulação de realidade virtual geram eletronicamente simulações visuais e auditivas de ambientes e permitem interações dinâmicas através de dispositivos periféricos especializados, como os dispositivos hápticos.

A háptica é uma ciência relacionada com o sentido do tato e a sua interação com o ambiente virtual. Os dispositivos hápticos ligados a sistemas de simulação de realidade virtual, simuladores hápticos, estimulam uma experiência sensorial tátil através de sistemas de feedback robótico em tempo real capazes de gerar vibrações e contraforças. [197, 198]

Os procedimentos endodônticos exigem que o operador tenha conhecimentos anatómicos sólidos, interprete corretamente as radiografias e os exames de TCFC, seja altamente organizado, demonstre competência manual, tenha uma boa coordenação mão-olho, manuseie corretamente o armamento endodôntico e cirúrgico e esteja familiarizado com as sensações de feedback visual, acústico e tátil durante o tratamento.

Assim, para o ensino de tratamentos endodônticos, os simuladores hápticos devem idealmente fornecer uma simulação realista de uma grande variedade de procedimentos de tratamento não cirúrgicos e cirúrgicos, juntamente com o armamentário relevante e a consideração das complexidades anatómicas.

No entanto, apenas a preparação da cavidade de acesso, osteotomias e ressecções da extremidade da raiz são possíveis com simuladores hápticos disponíveis no mercado. Estes incluem o VirTeaSy Dental (HRV, Laval cedex, França) e o Simodont® Dental Trainer.

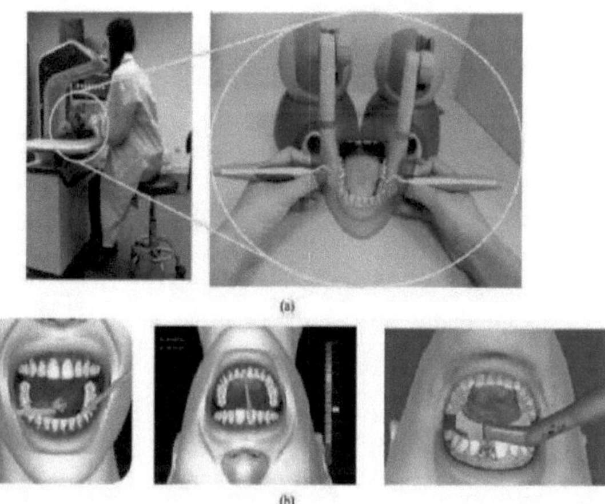

Figura 9.5 Simulador de cirurgia dentária com feedback háptico bi-manual. (a) Plataforma de hardware colocada Visio- háptica; (b) Cenários cirúrgicos típicos, incluindo inspeção dentária, sondagem de profundidade periodontal e implantes cirurgia. [212]

Réplicas impressas em 3d para o ensino da endodontia:

Existe uma procura de formação prática realista, extensiva e repetitiva em ambientes pré-clínicos para preparar os estudantes para efectuarem o seu primeiro tratamento dentário em pacientes. Em Endodontia, espera-se que os dentistas executem uma vasta gama de competências manuais, por exemplo, aceder à câmara pulpar, identificar os orifícios dos canais, bem como moldar e preencher os canais radiculares.

Para efeitos de formação, a realização destes passos em dentes humanos extraídos tem sido a prática padrão nos cursos pré-clínicos durante décadas. Os dentes extraídos continuam a ser as ferramentas de formação mais realistas,

No entanto, a sua utilização tem vários inconvenientes que vieram à tona nos últimos anos (DeWald 1997, Tchorz et al. 2015)

[201,202] : a disponibilidade é difícil, a seleção de dentes adequados é morosa, as considerações éticas têm de ser tidas em conta, existem preocupações sobre a infeção cruzada e têm uma anatomia não padronizada para situações de teste (avaliações de estudantes). Como resultado, em 1979, Spenst et al. [203] introduziram canais simulados em blocos de plástico para a formação endodôntica, com o objetivo de ultrapassar estas desvantagens.

No entanto, não imitavam um sistema de canais radiculares completo, mas sim um único canal radicular. Posteriormente, os dentes artificiais foram promovidos como possíveis alternativas (Nassri et al. 2008). [204]

São realistas e padronizados, a visualização é possível quando transparentes e a maioria dos dentes é radiopaca.

A digitalização de dentes humanos através de um exame CBCT, com a subsequente aplicação de soluções de software adequadas e a reprodução por uma impressora estereolitográfica, permite o fabrico de réplicas de dentes[205].

Para obter a radiopacidade, foram misturados 10 g de pó de sulfato de bário com 100 ml de resina, tendo em conta que a radiopacidade das réplicas tinha de ser reavaliada após cada processo de fabrico, uma vez que a impressora adiciona constantemente resina nova ao reservatório da impressora.

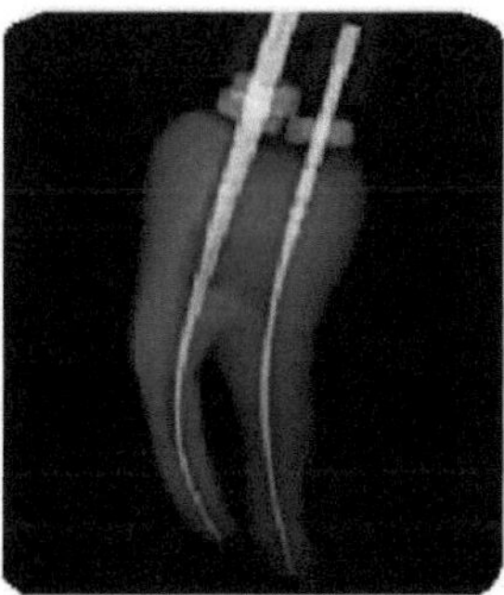

Fig. 9.6: Mostra a radiopacidade obtida após a adição de sulfato de bário à resina não curada [206]

As réplicas impressas são criadas de forma muito realista em comparação com os dentes naturais.

Fig. 9.7

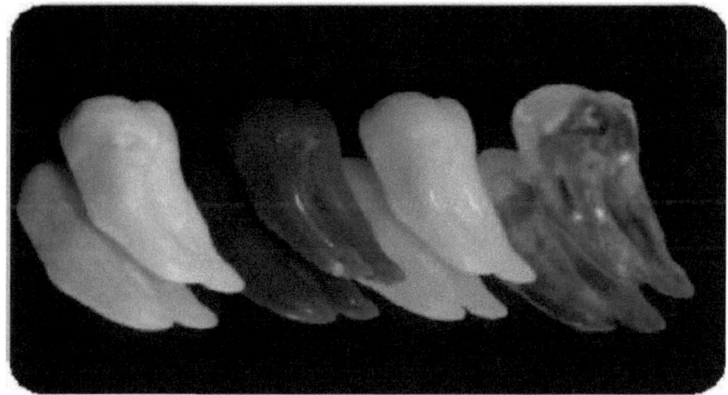

Fig 9.7 : As réplicas impressas são realistas em comparação com os dentes naturais [206]

A propriedade material da resina era adequada para a sua preparação com brocas dentárias de diamante e vários instrumentos endodônticos (por exemplo, brocas Gates Glidden, bem como limas manuais e rotativas).

Uma série de novos modelos inovadores para a educação endodôntica foi proposta por escolas de odontologia. Eles variaram desde o ensino do uso de localizadores apicais (Tchorz et al. 2013) [207] até um modelo para procedimentos de revitalização (Widbiller et al. 2017)[208]. Recentemente, foram propostos modelos impressos em 3D baseados em pacientes reais (Kroger et al. 2017) [209] para o ensino dentário, apesar de serem conhecidos em medicina geral há vários anos. Com os custos da tecnologia de impressão 3D em constante declínio, os custos de investimento inicial deixaram de ser um obstáculo. A sua grande vantagem não se justifica apenas pela possibilidade de exercer uma influência direta no processo de conceção e fabrico, mas também pela disponibilidade imediata do produto. Para as escolas de medicina dentária, a impressão 3D oferece possibilidades inesperadas para o desenvolvimento de novos modelos de formação individuais que ainda não estão disponíveis no mercado ou são demasiado caros para serem adquiridos em grandes quantidades.

Modelo de treino impresso em 3d para um procedimento de revitalização simulado:

Um procedimento endodôntico regenerativo tem como objetivo a cicatrização de lesões periapicais, bem como a formação de um tecido semelhante à polpa no interior do canal radicular. Trata-se de um método de tratamento de base biológica aplicável a dentes imaturos com necrose pulpar causada por traumatismo, cárie ou anomalias dentárias (Diogenes et al. 2016). [210] Idealmente, o tecido perdido é regenerado e é possível completar o desenvolvimento da raiz.

Sendo um tratamento novo, a revitalização é efectuada principalmente em universidades ou centros de tratamento com especialistas em endodontia. A fim de familiarizar os médicos de clínica geral com o procedimento, é necessário introduzir as bases biológicas e ensinar os detalhes do procedimento, mas, além disso, proporcionar uma oportunidade de formação que seja o mais próximo possível do ambiente clínico. (Utnejaet al. 2013). [211]

Para que os profissionais apliquem este tratamento aos seus próprios pacientes, pode ser útil uma formação especial sobre os passos do tratamento para ultrapassar as inibições.

Os modelos de treino podem oferecer opções didácticas únicas e proporcionar aos estudantes ou dentistas a preparação ideal para futuros desafios clínicos. Pode ser criada uma réplica de um dente imaturo, como feito por Widbiller et al 2018 [208] , que foi equipada com um reservatório de sangue simulado no ápice da raiz e incorporada num modelo de gesso. O sangue simulado consistia em água suplementada com pigmentos vermelhos e fibrinogénio, enquanto a trombina foi inserida no canal radicular para permitir a formação de coágulos.

Para simular o processo, foi criado um modelo como o apresentado na figura.

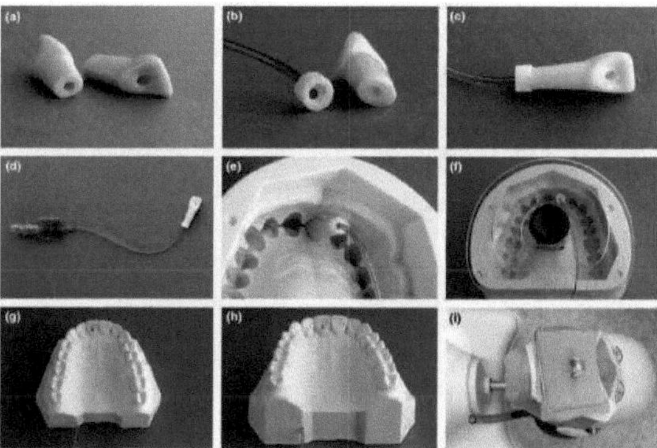

Fig. 9.8 Processo de fabrico do modelo de revitalização. (a) Foi preparado um

orifício de perfuração na réplica do dente e (b) foi adaptada uma peça de ligação ao diâmetro do tubo e ao forame apical, que foi coberto pela membrana. (c) Os componentes individuais foram montados para (d) criar a construção do núcleo do modelo, (e) que foi colocado na posição apropriada no molde de fundição. (f) Finalmente, foi instalado um parafuso de fixação com a ajuda de uma placa de centragem. (g, h) Modelo de gesso com réplica de dente ligado a um reservatório de sangue falso. (i) O modelo de treino foi fixado num manequim de doente e foi aplicado um dique de borracha. [ADAPTADO DE WIDBILLER et al] [208]

Esta configuração fornece todos os requisitos para praticar um procedimento de revitalização num dente imaturo numa configuração clínica utilizando um manequim de paciente e uma unidade dentária. Todas as etapas críticas do procedimento, nomeadamente a indução de hemorragia por provocação mecânica dos tecidos para além do ápice e a colocação de um cimento hidráulico de silicato de cálcio sobre o coágulo sanguíneo em formação, podem ser executadas. A instrumentação para além do comprimento de trabalho leva à perfuração da membrana, e o sangue simulado entra lentamente no espaço do canal e começa a coagular após 2-3 minutos.

Os custos dos materiais são baixos e o processo de fabrico é curto e simples, o que resulta em custos moderados e facilita a preparação para grupos maiores, por exemplo, turmas na escola de medicina dentária, sem dificuldade.

Com este modelo, é possível otimizar o ensino dos procedimentos endodônticos regenerativos através de uma formação semelhante à vida.

Para tratamento de canal severamente calcificado

Em casos com sinais radiográficos de calcificação grave do canal e periodontite apical, o tratamento endodôntico guiado pode ser indicado para um acesso mais previsível à secção apical do canal. [187]

A endodontia guiada pode ser mais benéfica para os profissionais menos experientes porque elimina a necessidade de um microscópio operatório e permite a máxima preservação da estrutura dentária.

Um acesso conservador planeado e guiado, alinhado com o conceito minimamente invasivo, permite a localização de canais apicais em dentes calcificados e a preservação da estrutura dentária[187].

Deve ser efectuado um exame CBCT de alta resolução.

Deve ser feita uma impressão intra-oral e convertida num ficheiro de estereolitografia 3D (STL).

A imagem de CBCT pode ser adicionada a este software, e tanto o exame de CBCT como o exame de superfície são combinados com base nas estruturas radiograficamente visíveis.

Em seguida, os tecidos moles e duros do paciente são realçados com a utilização da técnica de CBCT de tecidos moles

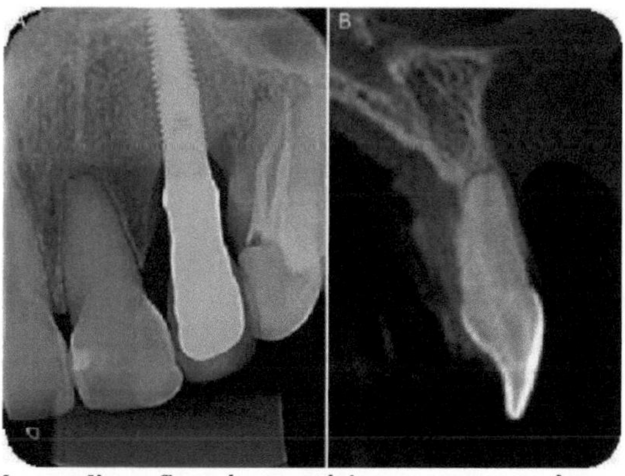

Figura 9.6: Uma radiografia pré-operatória que mostra a câmara pulpar e o canal radicular completamente calcificados

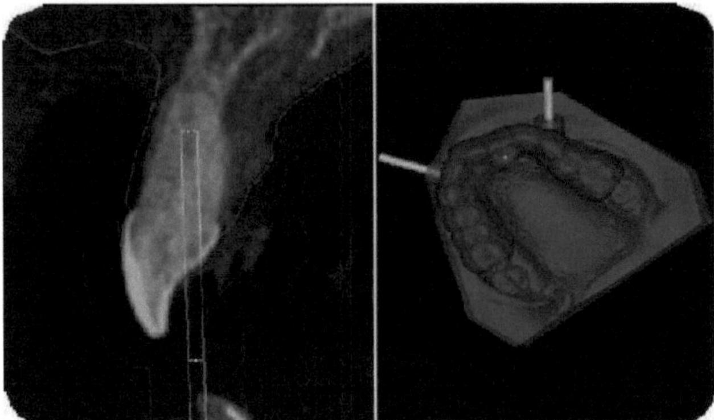

Figura 9.7: (A) Planeamento virtual. A abordagem modificada que orientou a angulação da broca para evitar o bordo incisal do dente, atingindo o lúmen visível no terço apical da raiz. (B) O modelo virtual apresentando 3 casquilhos, respetivamente, concebidos para 2 locais de fixação e 1 acesso coronal e radicular. [212]

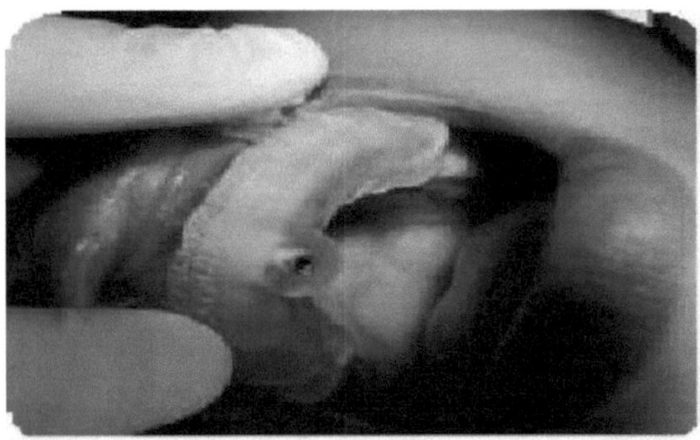

Figura 9.8: Modelo impresso em 3D posicionado nos dentes a serem tratados com um

ponto de entrada guiado para broca num caso severamente calcificado. [213] Os modelos 3D foram introduzidos na endodontia para efetuar acessos guiados e localização do canal radicular com resultados promissores.

Os modelos de guias de acesso impressos em 3D personalizados são criados através da sobreposição da imagem de CBCT com uma imagem de digitalização intra-oral.

Do ponto de vista clínico, o acesso guiado proporciona ao operador uma técnica mais previsível e fiável que melhora os resultados a curto e a longo prazo, uma vez que permite acessos mais conservadores, preservando assim a estrutura dentária.

Em cirurgias de ressecção radicular [214,215]

A microcirurgia endodôntica é, no seu sentido mais lato, definida como o tratamento efectuado nos ápices radiculares de um dente infetado, que não foi resolvido com a terapia convencional do canal radicular.

O software 3D pode ser utilizado na ressecção da extremidade da raiz, pois permite evitar danos no dente adjacente e determinar com precisão a posição da área afetada, proporcionando um controlo significativamente melhorado da posição de perfuração, bem como da profundidade da perfuração

No domínio da endodontia não cirúrgica, a utilização de uma férula cirúrgica que reproduz a morfologia do canal radicular é tentada para o tratamento de uma anomalia dentária difícil.

É indicado que a "técnica endodôntica guiada" permite uma

preparação exacta da cavidade de acesso

Também foi relatado que a férula-guia é utilizada com sucesso em ressecções da extremidade radicular, mostrando maior precisão e reduzindo o desconforto do paciente e o tempo de cirurgia em 30%. [215]

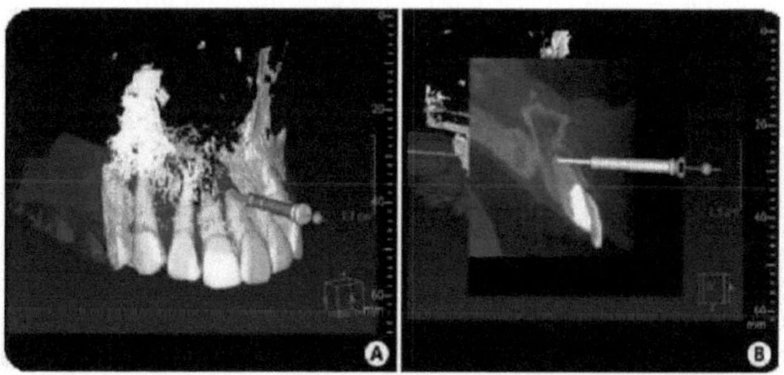

Figura 9.9: demonstra dados de tomografia computorizada de feixe cónico (CBCT) fundidos com dados de estereolitografia (STL) obtidos a partir de

digitalização de dentes

sobre o software de planeamento de implantes.

Fusão de dados de CBCT (branco) e STL (transparência azul) com a área de seleção indicada.

Vista em corte transversal da CBCT. A profundidade e a angulação da broca podem ser determinadas. [21 5]

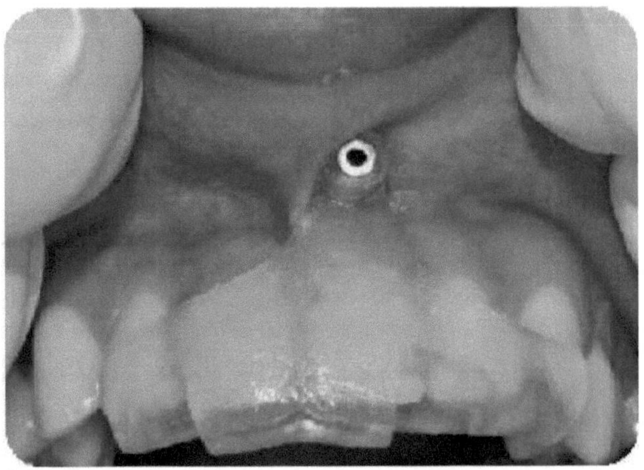

Figura 9.10: Fotografia clínica mostrando a férula guia intra-oral in situ. As janelas feitas na férula guia indicam a adequação da férula guia[215].

Vantagens:

A microcirurgia endodôntica utilizando a férula-guia demonstrou uma maior precisão em relação a uma operação manual livre.

Além disso, a própria férula guia pode atuar como retractor de tecidos moles, ajudando a evitar danos iatrogénicos nos tecidos moles.

É geralmente aceite que é mais vantajoso utilizar a férula-guia para os casos clínicos em que existe uma patologia apical com sintomas clínicos, mas não tratável com a terapia convencional do canal radicular devido à calcificação do canal e à ausência de fístula, o que ajuda a identificar a posição do ápice da raiz.

O ápice da raiz pode ser localizado com maior exatidão através do fornecimento de um orifício de perfuração, o que resultará numa preparação minimamente invasiva

O tempo cirúrgico e o volume de preparação óssea podem ser significativamente reduzidos. A cicatrização pós-operatória é mais favorável. A redução do risco de infeção leva a um melhor prognóstico. Podem esperar-se resultados mais previsíveis e menos sensíveis à técnica, independentemente da experiência do médico.

Uma das desvantagens mais críticas da ressecção convencional da extremidade da raiz inclui a danificação de estruturas anatomicamente vitais, tais como o nervo dentário inferior, o nervo mental, a raiz adjacente e o seio maxilar.

Com a microcirurgia endodôntica, a utilização do modelo de guia reduz significativamente estes danos.

Desvantagens

Apesar das vantagens acima mencionadas, as limitações da microcirurgia endodôntica guiada ainda existem.

O artefacto de dispersão da CBCT causado por próteses metálicas pode

afectam negativamente a precisão do diagnóstico, uma vez que a precisão do modelo depende em grande medida do processo de fusão dos dados da CBCT (DICOM) com os dados intra-orais digitalizados (STL).

Quando existe muito artefacto de dispersão, o processo de fusão

não pode ser efectuada com precisão, o que leva a uma redução da precisão do modelo.

Tecnicamente, o modelo de guia e o kit cirúrgico associado foram concebidos para a colocação de implantes e não para a ressecção da extremidade da raiz e, por conseguinte, podem ter um comprimento inadequado de casquilhos metálicos ou brocas, o que pode restringir a utilização da férula cirúrgica para a ressecção da extremidade da raiz.

A exatidão do processo de impressão pode ter um efeito significativo na

a exatidão da matriz-guia. Por conseguinte, os materiais de moldagem de alta precisão, como os materiais de moldagem de borracha, podem ajudar a melhorar a exatidão da férula-guia em vez de utilizar a moldagem de alginato. Assim, a técnica de acesso guiado para o tratamento endodôntico de dentes calcificados revela-se segura e precisa, facilitando o acesso e o tratamento endodôntico como um todo em condições seguras, rápidas e previsíveis.

As imagens de CBCT e o guia de acesso foram componentes fundamentais para a realização desta nova técnica. A simplicidade desta técnica permite a sua execução mesmo por profissionais menos experientes.

O desenvolvimento de brocas mais adequadas, tanto em comprimento como em calibre, especificamente concebidas e mais capazes de satisfazer as expectativas e requisitos para utilização em endodontia é uma necessidade real a ser abordada em trabalhos futuros.

CONCLUSÃO:

A imagiologia e modelação 3D e as tecnologias CAD estão a ter um enorme impacto em todos os aspectos da medicina dentária. Com as melhorias contínuas na imagiologia 3D, impressão 3D e planeamento virtual 3D, combinadas com a necessidade de desenvolvimento de competências, para otimizar os resultados do tratamento e melhorar o conforto do paciente, existem potenciais benefícios para o ensino e gestão de procedimentos endodônticos não cirúrgicos e cirúrgicos utilizando estas tecnologias. É necessária mais investigação sobre as várias aplicações de modelos impressos em 3D, guias impressos em 3D e simuladores

INTELIGÊNCIA ARTIFICIAL EM DENTISTERIA CONSERVADORA E ENDODONTIA.

Alguns de nós lembram-se do fiel amigo robótico de Will Robinson na série "Perdidos no Espaço" da década de 1960. Outros remontam a visão de ficção científica de máquinas autónomas inteligentes ao dia em que a Skynet se tornou autoconsciente e se voltou contra a humanidade nos filmes "Terminator".

O termo inteligência artificial (IA) e a procura oficial de máquinas inteligentes na comunidade científica remontam, de facto, a uma conferência de investigadores de Dartmouth e da IBM, em 1956.

Hoje em dia, a IA está a invadir o nosso quotidiano, embora de formas mais subtis, como os assistentes digitais como a Alexa e a Siri. E agora, chegou a Inteligência Artificial na medicina dentária!

Considere uma tarefa diária que nós, dentistas, consideramos rotineira e relativamente simples: encontrar cáries em radiografias. De facto, ao fazê-lo, estamos a "processar" as conversas com o doente, o historial do doente, imagens radiográficas complexas e matizadas e o nosso exame intra-oral direto. Estamos também a tirar partido da nossa formação, que inclui a nossa educação dentária e o facto de termos lido milhares de radiografias ao longo dos anos de prática. Mesmo assim, estima-se que a nossa taxa de diagnóstico incorreto de cáries a partir de radiografias pode ser de 20% ou superior.

Para que as máquinas realizem tarefas como a leitura de radiografias, têm de ser "treinadas" em enormes conjuntos de dados para reconhecer padrões significativos. Devem ser capazes de compreender novas informações sob a forma de linguagem falada, texto escrito ou imagens com o contexto e as nuances adequadas. Por último, devem ser capazes de tomar decisões inteligentes relativamente a essas novas informações e aprender com os erros para melhorar o processo de tomada de decisões. Para que um sistema de IA tenha um benefício prático no mundo real, tudo isto deve acontecer aproximadamente no mesmo tempo que um ser humano pode realizar a mesma tarefa. Até muito recentemente, as aplicações da IA em grande escala não eram tecnicamente viáveis nem rentáveis, pelo que a realidade da IA ainda não correspondia às possibilidades.

Os últimos cinco anos marcaram a evolução da era moderna da IA, que está a ser inaugurada com um enorme entusiasmo e investimento. Os grandes volumes de dados e a computação em nuvem proporcionaram um acesso imediato aos grandes conjuntos de dados necessários para treinar sistemas inteligentes. Todos esses dados requerem grandes quantidades de armazenamento, que se tornou não só barato mas também rápido em termos de recuperação de dados. [216]

Então, o que é a IA?

É por vezes designada por inteligência artificial e é demonstrada por uma máquina, em contraste com a inteligência natural demonstrada pelos seres humanos e outros animais. Em alternativa, a IA pode ser definida como uma disciplina que trata de modelos computacionais capazes de pensar e agir racionalmente[217].

Em informática, a investigação em IA é definida como o estudo de agentes inteligentes, qualquer dispositivo que perceba o seu ambiente e tome medidas que maximizem a possibilidade de atingir os seus objectivos com sucesso (Russell e Norvig 2003). Coloquialmente, o termo "IA" é aplicado quando uma máquina imita funções cognitivas que o ser humano associa a outras mentes humanas, como a "aprendizagem e a resolução de problemas". [218]

No domínio da medicina dentária, a IA está lentamente a avançar para o campo da radiologia, com maior ênfase nos registos de diagnóstico em termos de IOPAS/RVGS digital, exames tridimensionais (3D) e tomografia computorizada de feixe cónico. Podem ser recolhidas e calculadas muitas informações para criar uma IA que ajude a um diagnóstico rápido e ao planeamento do tratamento.

Um avanço no domínio da dentisteria de restauração e protética é a utilização da tecnologia de fabrico assistido por computador para um ajuste preciso da prótese, mas com a inovação nas redes adversárias generativas, os laboratórios estão a utilizar a IA para gerar automaticamente restaurações dentárias avançadas, concebidas para um ajuste perfeito e uma função ideal, excedendo simultaneamente as expectativas estéticas. Isto não só ajudará a medicina dentária, como terá um enorme potencial e impacto na prótese orofacial ou craniofacial[219].

Assim, em todos os domínios, quer se trate da endodontia para a localização do vértice ou da implantologia para a criação de guias cirúrgicos precisos e a identificação do tipo de osso e da espessura da cortical, a IA tem um papel importante a desempenhar.

As aplicações mais intrigantes da IA estão no horizonte e prestes a enriquecer o campo da medicina dentária. A parte integrante da prática dentária, a cadeira dentária, assistiu a uma tremenda transformação do estilo de bomba manual, cadeiras de pressão hidráulica, cadeiras fisiológicas para cadeiras eléctricas com sensores.

A recente adição é a cadeira dentária com comando de voz, que não necessita de qualquer intervenção física do médico. Todas as operações são efectuadas por comando de voz. Uma vez que todas as mentes inteligentes estão a trabalhar veementemente na IA, não está longe o dia em que uma cadeira de dentista poderá detetar o peso de cada doente, os sinais vitais, o nível de ansiedade, a duração do procedimento, proporcionando conforto ao doente, alertando os médicos operadores se forem detectadas algumas variações, etc.

Para além do seu contributo em aplicações clínicas, a IA tem sido utilizada de forma consistente no domínio da investigação para melhorar também a produção de materiais dentários. Deste modo, ajuda na invenção de materiais bioactivos e mais amigos do paciente, alargando o seu suporte à restante estrutura dentária. Por sua vez, aumentando a longevidade da restauração e da estrutura dentária.

Também tem sido amplamente utilizada em combinação com a evolução da digitalização, através da utilização da tecnologia CAD-CAM e da impressão 3D para vários procedimentos endodônticos, protéticos, ortodônticos e cirúrgicos, o que a está a tornar no tópico mais investigado e mais popular no domínio da medicina dentária.

VANTAGENS DA INTELIGÊNCIA ARTIFICIAL:

- Capacidade de simular o comportamento humano e os processos cognitivos.
- Capturar e preservar a experiência humana.
- Resposta rápida. A capacidade de compreender rapidamente grandes quantidades de dados.
- Exatidão do diagnóstico.
- Normalização dos procedimentos.
- Poupa tempo.

DESVANTAGENS DA INTELIGÊNCIA ARTIFICIAL:

- A complexidade do mecanismo
- O custo envolvido na instalação.
- Sem "senso comum"
- Não consegue lidar facilmente com conhecimentos "mistos".
- Pode ter custos de desenvolvimento elevados.
- Levantar questões jurídicas e éticas.

OBJECTIVOS DA IA

- Construir sistemas que apresentem um comportamento inteligente.
- Compreender a inteligência para a modelizar.
- A IA desempenha um papel fundamental nesta nova dinâmica.
- Fornece aos profissionais informações fiáveis e aprofundadas, ajudando-os a prestar um serviço melhor e mais rápido a quem precisa.

FUNCIONAMENTO DA INTELIGÊNCIA ARTIFICIAL:

Uma rede neuronal é uma combinação de simulação soft e hardware de um cérebro biológico. O objetivo de uma rede neuronal é aprender a reconhecer padrões a partir de dados introduzidos. Depois de a rede neuronal ter sido treinada com os dados introduzidos, pode fazer previsões detectando padrões semelhantes em dados futuros. As redes neuronais são um ramo da engenharia biomédica conhecido como inteligência artificial. Outros ramos incluem os algoritmos genéticos, os sistemas periciais, a lógica difusa e a teoria do caos.

A RNA pode ser considerada como uma caixa negra capaz de prever um padrão de saída quando reconhece um determinado padrão de entrada. Esta rede deve primeiro ser "treinada", fazendo-a processar um grande número de padrões de entrada e mostrando-lhe qual a saída resultante de cada padrão de entrada. Uma vez treinada, a rede é capaz de reconhecer semelhanças quando lhe é apresentado um novo padrão de entrada, resultando num padrão de saída previsto.

Redes neurais artificiais: - As redes neurais artificiais são desenvolvidas com base na estrutura cerebral e, tal como o cérebro, podem reconhecer padrões, gerir dados e aprender.

A vantagem mais importante das redes neuronais artificiais é o facto de este tipo de sistema resolver problemas que são demasiado complexos para as técnicas convencionais e aqueles que não têm uma solução algorítmica ou cuja solução é demasiado complexa para ser utilizada.

São utilizados em vários domínios da medicina, como os sistemas de diagnóstico, a análise biomédica, a análise de imagens e o desenvolvimento de medicamentos. Em 1957, Frank Rosenblatt inventou o algoritmo de perceção que foi concebido para o reconhecimento de imagens.

Tinha um conjunto de 400 fotocélulas ligadas aleatoriamente a "neurónios". Os pesos eram codificados em potenciómetros e as actualizações dos pesos durante a aprendizagem eram efectuadas por motores eléctricos. A aprendizagem por retropropagação foi proposta por Paul Webros em 1974 e é um método utilizado na inteligência artificial para calcular um

gradiente que é necessário para o cálculo dos pesos a utilizar nas redes .

É normalmente utilizado para treinar redes neuronais profundas, um termo que se refere a redes neuronais com mais de uma camada oculta. É utilizado por profissionais de saúde para diagnosticar precocemente a doença e comunicar com outros profissionais em todo o mundo para proporcionar um tratamento mais eficaz ao doente.

Realidade Aumentada e Virtual:- (AR e VR)

A realidade aumentada é uma experiência interactiva de um ambiente do mundo real em que os objectos que residem no mundo real são aumentados por informação perceptiva gerada por computador, por vezes através de múltiplas modalidades sensoriais, incluindo visual, háptica, olfactiva e somatossensorial

A informação sensorial sobreposta pode ser construtiva ou destrutiva e está perfeitamente interligada como um aspeto imersivo do ambiente real. A realidade aumentada tem muitas aplicações em laproscopia, bem como em cirurgia plástica e neurocirurgia. Na cirurgia oral e maxilofacial, a realidade aumentada tem aplicações na implantologia e na cirurgia ortognática. Tem aplicações em endodontia, ortodontia e dentisteria de restauração.

A realidade virtual é uma simulação gerada por computador de uma imagem ou ambiente tridimensional que pode ser interagida de forma aparentemente real ou física por uma pessoa que utilize equipamento eletrónico especial.

Em medicina dentária, a realidade virtual pode servir como um analgésico não farmacológico eficaz para a dor dentária[11]. A realidade virtual tem-se revelado promissora na formação de estudantes de medicina dentária. Le Blanc et.al, no seu estudo preliminar, ao utilizarem a realidade virtual para formar estudantes de medicina dentária entre 6 a 10 horas por dia, mostraram uma melhoria significativa do seu desempenho.

SISTEMA DE APOIO À DOENÇA CLÍNICA (CDSS):-

O Sistema de Apoio à Decisão (DSS), que apoiava apenas o domínio financeiro ou administrativo, foi substituído pelo Sistema de Investigação de Doenças Clínicas (CDSS). O CDSS tem por objetivo criar programas informáticos para simular o pensamento humano através da utilização de técnicas de aprendizagem automática. Os algoritmos de aprendizagem automática baseiam-se em grande medida nos dados disponíveis de observações anteriores, que incluem informações fornecidas por médicos, farmacêuticos e outros profissionais de saúde. Os principais objectivos incluem a documentação e a codificação clínica, a organização da complexidade clínica, o armazenamento e a manutenção de bases de dados de doentes, o acompanhamento das encomendas dos doentes, a monitorização do estado de saúde, bem como uma medida preventiva. O CDSS fornece, assim, informações ao pessoal médico, aos doentes, aos indivíduos ou às populações, de modo a produzir resultados de saúde mais rápidos, mais eficientes e melhores, tanto para os serviços de saúde individuais como para a saúde da população em geral.

APLICAÇÕES DA INTELIGÊNCIA ARTIFICIAL:

Inteligência Artificial na Gestão de Doentes:-

Os assistentes dentários virtuais baseados na inteligência artificial podem efetuar várias tarefas na clínica dentária com maior precisão, menos erros e menos mão de obra em comparação com os seres humanos. Podem ser utilizados para coordenar as consultas, gerir os seguros e a documentação, bem como para auxiliar o diagnóstico clínico ou o planeamento do tratamento.

É muito útil para alertar o dentista sobre o historial médico do paciente, bem como sobre hábitos como o alcoolismo e o tabagismo.

Em caso de emergência dentária, o paciente tem a possibilidade de recorrer à teleassistência de emergência, especialmente quando o médico não está disponível.

Assim, pode ser criada uma base de dados virtual pormenorizada do doente, o que contribuirá muito para proporcionar o tratamento ideal ao doente.

Inteligência artificial no diagnóstico e tratamento:-

A inteligência artificial pode ser utilizada como uma modalidade útil no diagnóstico e no tratamento de lesões da cavidade oral e pode ser empregue no rastreio e na classificação de mucosas alteradas suspeitas que estejam a sofrer alterações pré-malignas e malignas.

Até mesmo alterações mínimas ao nível de um único pixel, que poderiam passar despercebidas a olho nu, são detectadas. A inteligência artificial pode prever com precisão uma predisposição genética para o cancro oral numa grande população.

Inteligência Artificial em Cirurgia Oral e Maxilofacial:-

A maior aplicação da inteligência artificial na cirurgia oral é o desenvolvimento da cirurgia robótica em que o movimento do corpo humano e a inteligência humana são simulados. A aplicação clínica bem sucedida da cirurgia guiada por imagem na área craniana inclui a cirurgia de implantes orais, a remoção de tumores e corpos estranhos, a biopsia e a cirurgia da ATM.

Bioimpressão de tecidos e órgãos:

Nas últimas décadas, o domínio da medicina regenerativa registou um enorme progresso na sua capacidade de fabricar substitutos de tecidos funcionais. As abordagens convencionais baseadas em andaimes e microengenharia são limitadas na sua capacidade de produzir construções de tecidos com propriedades biomiméticas precisas. A tecnologia de bioimpressão tridimensional (3D), por outro lado, promete colmatar a divergência entre as construções de tecidos artificiais e os tecidos nativos. De certa forma, a bioimpressão 3D oferece uma versatilidade sem precedentes para a entrega de células e biomateriais com controlo preciso sobre as suas composições, distribuições espaciais e precisão arquitetónica, conseguindo assim uma recapitulação detalhada ou mesmo personalizada da forma, estrutura e arquitetura dos tecidos e órgãos alvo.

Scanners intra orais:

O diagnóstico e o planeamento do tratamento podem ser efectuados através da análise de radiografias e fotografias por scanners e câmaras intra-orais. Isto elimina a necessidade de fazer a impressão do paciente, bem como vários passos laboratoriais, e os resultados são normalmente muito mais exactos em comparação com a perceção humana.

Biblioteca digital dentária:

Envolve pesquisa, revisão e harmonização de várias fontes de dados e informações sobre Biomateriais Dentários a nível mundial.

Desenvolvimento de uma biblioteca digital para biomateriais dentários, que constitui o recurso de informação mais completo do mundo sobre as propriedades dos biomateriais, aplicados em medicina dentária e noutros domínios.

Desenvolver formas inovadoras e mecanismos de pesquisa para encontrar informações na base de dados e Criar o saber-fazer necessário e as infra-estruturas humanas e de equipamento para continuar a atualizar e melhorar permanentemente a base de dados e o sistema completo.

Forma uma vasta rede de participantes para o intercâmbio de informações e de conhecimentos e para o seu aproveitamento.

ROBÔS NO SECTOR DENTÁRIO

Showa Hanako (orientação da empresa japonesa)

Foi concebido para simular uma série de gestos e respostas típicas dos doentes, permitindo aos estudantes de medicina dentária experimentar como é trabalhar com um doente real.

Consegue pestanejar, revirar os olhos, espirrar, abanar a cabeça, tossir, mexer a língua e até ficar cansado quando tem de manter a boca aberta durante muito tempo. Curiosamente, o robô também é capaz de simular um reflexo de vómito, que é bastante frequente durante os procedimentos dentários. [220]

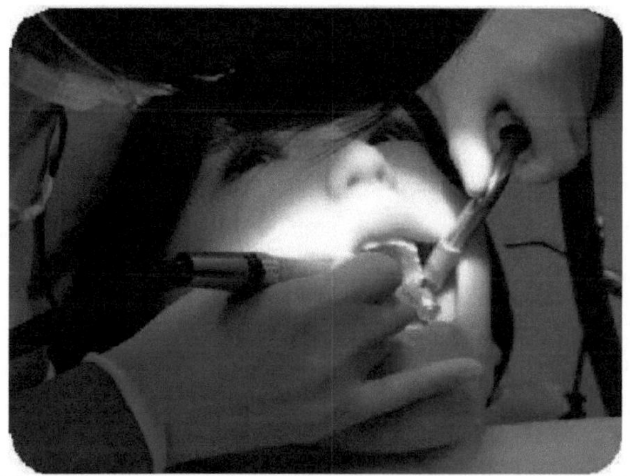

Figura 10.1: Showa hanako https://newatlas.com/showa-hanako-2-dental-robot/19086/

Simroid

É um robô de treino dentário super realista para dentistas, desenvolvido na Universidade Dentária Nippon Kokoro.

Reage com respostas mais realistas e emocionais. Foi utilizada uma nova pele artificial em vez de silicone, que pode rasgar-se facilmente quando o robô tem de abrir muito a boca, e o Simroid está agora equipado com muito melhores capacidades de comunicação. As capacidades de reconhecimento da fala permitem-lhe responder e reagir a perguntas ou comandos. É até capaz de classificar e avaliar o tratamento, com duas câmaras a monitorizar todos os movimentos do estudante e as leituras dos seus sensores a serem registadas durante todo o procedimento.

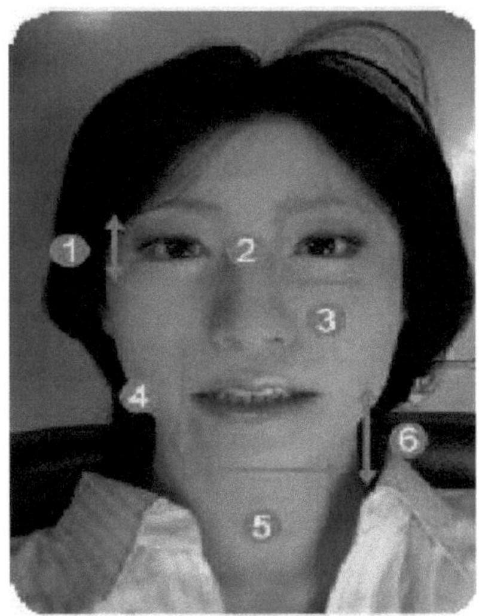

Figura 10.2: Simroid [221]

Endo Micro Robot

Para reduzir o potencial de erro humano e melhorar a qualidade do tratamento endodôntico, é necessário desenvolver uma inovação tecnológica endodôntica avançada, aplicando engenharia avançada e tecnologia assistida por computador. Avalia minuciosamente o estado do dente utilizando imagens de raios X bidimensionais para construir um modelo 3-D do dente em computador, apresentando gráficos computorizados de última geração. Desenvolve um sistema de prescrição automática a partir do modelo 3-D do canal radicular, utilizando o planeamento do procedimento de tratamento assistido por computador.

Caraterísticas do Micro Endo Robot

Um micro ajuste de posição e orientação para garantir que as ferramentas começam num ponto preciso;Um controlo automático da velocidade de avanço e da distância de deslocação para garantir que as ferramentas podem atingir a profundidade de canal necessária e parar num ponto designado;Micro sensores incorporados para monitorizar o processo de sondagem e perfuração/rasteamento;

Deteção e controlo do ápice para evitar perfurações radiculares ou a possibilidade de sobre-rotação (ultrapassagem do ápice do canal); brocas ou limas flexíveis para permitir a limpeza e a modelação de canais curvos.

Acessórios de vácuo capazes de aspirar os detritos ou tecido solto do canal radicular e/ou jactos de solução pressurizada para expulsar as aparas.

NANOROBÓTICA EM MEDICINA DENTÁRIA

Os nanorrobôs induzem a analgesia oral, dessensibilizam o dente, manipulam o tecido para realinhar e endireitar dentes irregulares e para melhorar a durabilidade dos dentes. Além disso, os nanorrobôs são utilizados para efetuar procedimentos preventivos, restauradores e curativos. Os nanorrobôs podem utilizar mecanismos de mobilidade específicos para viajar através dos tecidos humanos com precisão de navegação. Adquirirão energia, sentirão e manipularão o ambiente que os rodeia.

Estas funções nanorrobóticas podem ser controladas por um nanocomputador de bordo que executa instruções pré-programadas em resposta a nanorrobôs locais através de sinais acústicos ou outros meios.

ROBÔS CIRÚRGICOS

Na última década, a cirurgia e a robótica atingiram uma maturidade que permitiu a sua assimilação segura para criar um novo tipo de sala de operações no domínio da medicina. Este novo ambiente inclui robôs para cirurgia local e telecirurgia, telecomunicações audiovisuais para telemedicina e teleconsulta, sistemas robóticos com imagiologia integrada para cirurgia melhorada por computador e simuladores de realidade virtual (RV) melhorados com feedback háptico, para treino cirúrgico. Foi desenvolvido um sistema de robô cirúrgico para cirurgia maxilofacial. Com este sistema, o cirurgião programa interactivamente o robô durante a cirurgia, após o que o robô executa as tarefas pré-programadas.

ROBÔ DE ENFERMAGEM REBOCADOR

Trata-se de um sistema automatizado de robots que entrega alimentos, medicamentos e outros materiais clínicos. Um carrinho móvel auto-carregável, alimentado por algoritmos de software inteligentes e gerido remotamente, o TUG tem mapas incorporados, bem como sensores Lidar para uma visão 3D de 360 graus

- a mesma tecnologia utilizada nos carros autónomos. Isto permite-lhe mover-se ao longo de corredores e elevadores, bem como em torno de pacientes e funcionários.

Ao executar eficazmente tarefas obrigatórias 24 horas por dia, 7 dias por semana, com menos erros, o TUG e outros robôs médicos estão a reduzir os custos e a permitir que os enfermeiros passem mais tempo a cuidar dos doentes.

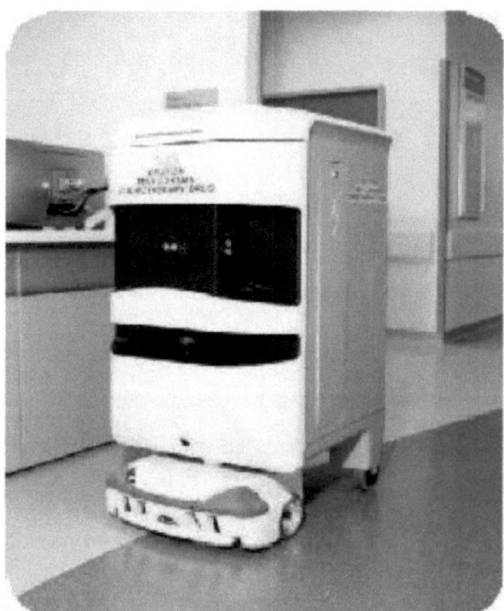

Figura 10.3: Representação do robô de enfermagem TUG

PERSPECTIVAS FUTURAS E CONCLUSÃO

A direção futura da investigação dentária deve promover a ligação entre a saúde oral e a saúde geral, a fim de se centrar na medicina personalizada, tendo em conta os resultados centrados no doente.

Os recentes avanços na estratégia dos materiais inteligentes criaram perspectivas inovadoras para a sua utilização nos domínios da medicina dentária e biomédica. Estas diferentes aplicações dos materiais inteligentes ou responsivos a estímulos dizem-nos, no entanto, que são promessas potenciais para o futuro. Estes avanços marcaram o início da era da medicina dentária biosmart, um passo iminente para o futuro. Portanto, chegou o momento de pensar de forma inteligente e aplicar materiais inteligentes em medicina dentária, na nossa prática clínica de rotina.

Quando se fala em tornar a medicina dentária inteligente, a grande contribuição do mundo da engenharia nunca pode ser subestimada. Com os avanços tecnológicos, a medicina dentária tem sido beneficiada ao máximo, trazendo a era da medicina dentária DIGITALIZADA e INTELIGENTE, auxiliada pela inteligência artificial, que tira o máximo partido do mundo humano e do mundo das máquinas.

Com a introdução da fascinante robótica na medicina dentária, há uma maior precisão, previsibilidade, segurança, qualidade dos cuidados e maior velocidade de tratamento. Tem o potencial de alterar a qualidade da saúde dentária das pessoas em apenas alguns anos. Não se deve considerar que a robótica possa alguma vez ultrapassar os profissionais de medicina dentária. Assim, a compreensão dos vários conceitos e das técnicas envolvidas terá uma clara vantagem no futuro, quando chegar a altura de se adaptar à mudança com papéis redefinidos para uma prática gratificante

BIBLIOGRAFIA

1. Gupta V. Materiais inteligentes em medicina dentária: A review. Jornal Internacional para Pesquisa e Desenvolvimento Avançados. 2018;3(6):89-96.

2. McCabe JF, Yan Z, Al Naimi OT, Mahmoud Get al.Smart materials in dentistry.-Aust Dent J. 2011; 56(1): 3-10.

3. Tzou HS, Lee HJ, Arnold SM. Materiais inteligentes, sensores/actuadores de precisão, estruturas inteligentes e sistemas estruturantes. Mechanics of Advanced Materials and Structures. 2004 Jul 1;11(4-5):367-93.

4. Kamila S. Introdução, classificação e aplicações de materiais inteligentes: uma visão geral. American Journal of Applied Sciences. 2013 Aug 1;10(8):876.

5. Bayne SC, Ferracane JL, Marshall GW, Marshall SJ, van Noort R. The evolution of dental materials over the past century: silver and gold to tooth color and beyond. Jornal de investigação dentária. 2019 Mar;98(3):257-65.

6. SissmanI.Seventy Five Years of Dentistry. Pittsburgh: Universidade de Pittsburgh; 1970.

7. Beck R. The Cutting Edge: Early History of Surgeons of London (A vanguarda: a história inicial dos cirurgiões de Londres). Londres: Lund Humphries; 1974.

8. Siutti OW. Origens da odontologia argentina e desenvolvimento do ensino. Journal of the history of Dentistry. 2001 Jul 1;49(2):51-5.

9. Kontakis GM, Pagkalos JE, Tosounidis TI, Melissas J, Katonis P. Bioabsorbable materials in orthopaedics. Ata orthopaedica belgica. 2007 Apr 1;73(2):159.

10. Kamila S. Introdução, classificação e aplicações de materiais inteligentes: uma visão geral. American Journal of Applied Sciences. 2013 Aug 1;10(8):876.

11. Tiwari M, Tyagi S, Nigam M, Rawal M, Meena S, Choudhary A. Dental Smart Materials. Jornal de Investigação Orofacial. 2015:125-9.

12. Williams DF, Black J, Doherty PJ, Relatório de consenso da segunda conferência sobre definições em biomateriais. In: Doherty PJ, Williams RL, Williams DF, Lee AJC. Biomaterial-tissue interfaces, Vol. 10. Amsterdam: Elsevier, 1992

13. Materiais e sistemas inteligentes. Post note. (Gabinete Parlamentar de Ciência e Tecnologia, Reino Unido) 2008;299:1-4.

14. Gil FJ, Planell JA. Shape memory alloys for medical applications (Ligas com memória de forma para aplicações médicas). Proceedings of the Institution of Mechanical Engineers, Parte H: Journal of Engineering in Medicine. 1998 Jun 1;212(6):473-88.

15. Lendlein A, Langer R. Biodegradable, elastic shapememory polymers for potential biomedical applications. Science. 2002 May 31;296(5573):1673-6.

16. Stayton PS, El-Sayed ME, Murthy N, Bulmus V, Lackey

C, Cheung C et al. Sistemas inteligentes de distribuição para terapêutica biomolecular. Orthodontics Craniofacial Res 2005;8:219-25

17.	Rolland SL, McCabe JF, Robinson C, Walls AW. Formação de biofilme in vitro na superfície de adesivos de dentina à base de resina. Revista europeia de ciências orais. 2006 Jun;114(3):243-9.

18.	Dammaschke T, Rodenberg TN, Schafer E, Ott KH. Eficiência da broca de polímero SmartPrep comparada com a broca convencional de carboneto de tungsténio na escavação de cáries de dentina. Dentisteria operatória. 2006 Feb;31(2):256-60.

19.	Andrade R, Parsley CK, Parma R. As brocas de polímero removem menos dentina sã e são tão eficazes como as brocas de carboneto na remoção de cáries (UT CAT# 2206). Jornal dentário do Texas. 2012 Jul;129(7):672.

20.	Haley RW, Quade D, Freeman HE, Bennett JV, CDC SENIC PLANNING COMMITFEE. Estudo sobre a eficácia do controlo das infecções nosocomiais (Projeto SENIC): resumo da conceção do estudo. Revista americana de epidemiologia. 1980 May 1;111(5):472-85.

21.	Dammaschke T, Vesnic A, Schafer E. Comparação in vitro de brocas de cerâmica e brocas convencionais de carboneto de tungsténio na escavação de cáries dentárias. Quintessence International. 2008 Jun 1;39(6).

22.	Marending M, Stark WJ, Brunner TJ, Fischer J, Zehnder

M. Avaliação comparativa dos efeitos do vidro bioativo e do hidróxido de cálcio relacionados com o tempo nas propriedades mecânicas da dentina radicular humana. Dental Traumatology. 2009 Feb;25(1):126-9.

23. Yan Z, Sidhu SK, Carrick TE, McCabe JF. Resposta a estímulos térmicos de cimentos de ionómero de vidro. materiais dentários. 2007 May 1;23(5):597-600.

24. 24 Mangaiyarkarasi SP, Manigandan T, Sivagami S, Vijayakumar R, Chowdary N.

25. Biosmart Dentistry.Bullard RH, Leinfelder KF, Russell CM. Effect of coefficient of thermal expansion on microleakage (Efeito do coeficiente de expansão térmica na microinfiltração). The Journal of the American Dental Association. 1988 Jun 1;116(7):871-4.

26. Yan Z, Sidhu SK, Carrick TE, McCabe JF. Resposta a estímulos térmicos de cimentos de ionómero de vidro. materiais dentários. 2007 May 1;23(5):597-600.

27. 27 Sidhu SK, Carrick TE, McCabe JF. Coeficiente de alteração dimensional mediado pela temperatura de materiais de restauração dentários coloridos. Dent Mater 2004;20:435-440.

28. Yan Z, Sidhu SK, McCabe JF. A influência da microestrutura na resposta térmica dos ionómeros de vidro. J Mater Sci Mater Med 2007;18:1163-1166.

29. Yan Z. Materiais inteligentes em medicina dentária. Universidade de Newcastle, Reino Unido, 2006. Tese de

doutoramento.

30.	Deligeorgi V, Mjor IA, Wilson NH. Uma visão geral das razões para a colocação e substituição de restaurações. Primary Dental Care. 2001 Jan(1):5- 11.

31.	Delbem AC, Pedrini D, Franca JG, Machado TM. Liberação/recarga de flúor de materiais restauradores - efeito dos géis fluoretados e do tempo. Odontologia Operatória. 2005 Nov 1;30(6):690-5.

32.	Francci C, Deaton TG, Arnold RR, Swift Jr EJ, Perdigao J, Bawden JW. Libertação de flúor dos materiais de restauração e os seus efeitos na desmineralização da dentina. Jornal de investigação dentária. 1999 Oct;78(10):1647-54.

33.	Wiegand A, Buchalla W, Attin T. Revisão sobre materiais de restauração libertadores de flúor - caraterísticas de libertação e absorção de flúor, atividade antibacteriana e influência na formação de cáries. Dental materials. 2007 Mar 1;23(3):343-62.

34.	Crisp S, Lewis BG, Wilson AD. Cimentos de ionómero de vidro: química da erosão. Jornal de Investigação Dentária. 1976 Nov;55(6):1032-41.

35.	Yip HK, Lam WT, Smales RJ. Libertação de flúor, perda de peso e desgaste erosivo de restaurações estéticas modernas. British dental journal. 1999 Sep;187(5):265-70.

36.	Seppa L, Forss H, Ogaard B. The effect of fluoride application on fluoride release and the antibacterial action of glass Ionomers. Journal of dental research. 1993

Sep;72(9):1310-4.

37.   Strother JM, Kohn DH, Dennison JB, Clarkson BH. Libertação e reabsorção de flúor em materiais de restauração direta da cor dos dentes. Dental Materials. 1998 Mar 1;14(2):129-36.

38.   Yli-Urpo H, Lassila LV, Narhi T, Vallittu PK. Resistência à compressão e caraterização da superfície de cimentos de ionómero de vidro modificados por partículas de vidro bioativo. Dental Materials. 2005 Mar 1;21(3):201-9.

39.   Xie D, Brantley WA, Culbertson BM, Wang G. Propriedades mecânicas e microestruturas de cimentos de ionómero de vidro. Dent Mater. 2000;16:129-38.

40.   Yli-Urpo H, Narhi M, Narhi T. Alterações de compostos e efeitos de mineralização dentária de cimentos de ionómero de vidro contendo vidro bioativo (S53P4), um estudo in vivo. Biomaterials. 2005 Oct 1;26(30):5934-41.

41.   Xie D, Zhao J, Weng Y, Park JG, Jiang H, Platt JA. Cimento de ionómero de vidro bioativo com potencial função terapêutica para a mineralização do capeamento da dentina. Revista europeia de ciências orais. 2008 Oct;116(5):479-87.

42.   Ana ID, Matsuya S, Ohta M, Ishikawa K. Efeitos da adição de vidro bioativo na fixação e nas propriedades mecânicas do cimento de ionómero de vidro modificado por resina. Biomaterials. 2003;24:3061-7.

43.   Hench LL. A história do Bioglass®. Jornal de Ciência dos Materiais: Materiais em Medicina. 2006 Nov

1;17(11):967-78.

44.   Vollenweider M, Brunner TJ, Knecht S, Grass RN, Zehnder M, Imfeld T, et al. Remineralização da dentina humana utilizando partículas de vidro bioativo ultrafinas. Ata Biomater. 2007;3:936-43.

45.   Marending M, Stark WJ, Brunner TJ, Fischer J, Zehnder M. Avaliação comparativa dos efeitos do vidro bioativo e do hidróxido de cálcio relacionados com o tempo nas propriedades mecânicas da dentina radicular humana. Dent Traumatol. 2009;25:126-9.

46.   Mousavinasab SM, Khoroushi M, Keshani F, Hashemi S . Resistência à flexão e caraterísticas morfológicas do ionómero de vidro modificado por resina contendo vidro bioativo. J Contemp Dent Pract. 2011 Jan 1;12(1):41-6.

47.   Khoroushi M, Mousavinasab SM, Keshani F, Hashemi S. Efeito do ionómero de vidro modificado por resina contendo vidro bioativo na resistência à flexão e na morfologia da dentina desmineralizada. Dentisteria operatória. 2013 Apr;38(2):E21- 30.

48.   Yli-Urpo H, Narhi T, Soderling E. Efeitos antimicrobianos de cimentos de ionómero de vidro contendo vidro bioativo (S53P4) em microrganismos orais in vitro. Ata Odontologica Scandinavica. 2003 Jan 1;61(4):241-6.

49.   Mickenautsch S, Mount G, Yengopal V. Efeito terapêutico dos ionómeros de vidro: Uma visão geral das evidências. Aust Dent J. 2011;56:10-5.

50.   Khoroushi M, Keshani F. Uma revisão dos glassionomers: Do ionómero de vidro convencional ao ionómero de vidro bioativo. Revista de investigação dentária. 2013 Jul;10(4):411.

51.   Skrtic D, Antonucci JM, Eanes ED. Compósitos poliméricos bioactivos à base de fosfato de cálcio amorfo para regeneração de tecidos mineralizados. Jornal de investigação do Instituto Nacional de Normas e Tecnologia. 2003 May;108(3):167.

52.   Skrtic D, Hailer AW, Takagi S, Antonucci JM, Eanes ED. Avaliação quantitativa da eficácia de compósitos de fosfato de cálcio amorfo/metacrilato na remineralização de lesões de cárie produzidas artificialmente em esmalte bovino. Journal of Dental Research. 1996 Sep;75(9):1679-86.

53.   Skrtic D, Hailer AW, Takagi S, Antonucci JM, Eanes ED. Avaliação quantitativa da eficácia dos compósitos de fosfato de cálcio amorfo/metacrilato na remineralização de lesões semelhantes a cáries produzidas artificialmente no esmalte bovino. Journal of Dental Research. 1996 Sep;75(9):1679-86.

54.   Skrtic D, Antonucci JM, Eanes ED, Eichmiller FC, Schumacher GE. Avaliação fisiológica de compósitos poliméricos bioactivos baseados em fosfatos de cálcio amorfos híbridos. J Biomed Mater Res 2000;53B:381-91.

55.   Dickens SH, Flaim GM, Takagi S. Propriedades mecânicas e atividade bioquímica de cimentos

remineralizantes à base de resina Ca-PO4. Dent Mater 2003;19:558-66.

56.   56 Dickens SH, Flaim GM, Floyd CJE. Efeito da composição da resina nas propriedades mecânicas e físicas dos sistemas de ligação preenchidos com fosfato de cálcio. Polym Preprints 2004;45:329-30.

57.   Xu HH, Weir MD, Sun L. Compósito de libertação de iões de cálcio e fosfato: efeito do pH na libertação e nas propriedades mecânicas. dental materials. 2009 Abr 1;25(4):535-42.

58.   Wang Y, Pham DT, Ji C. Compósitos auto-regeneráveis: A review. Engenharia Cogente. 2015 Dec 31;2(1):1075686.

59.   White SR, Blaiszik BJ, Kramer SL, Olugebefola SC, Moore JS, Sottos NR. Polímeros e compósitos auto-regenerativos: Cápsulas, sistemas circulatórios e química permitem que os materiais se fixem a si próprios. American Scientist. 2011 Sep 1;99(5):392-9.

60.   60 White SR, Sottos NR, Moore J, Geubelle P, Kessler M, Brown E. S, Suresh, e S. Viswanathan. Nature. 2001;409:794.

61.   White SR, Moore JS, Sottos NR, Krull BP, Santa Cruz WA, Gergely RC. Restauração de grandes volumes de danos em polímeros. Science. 2014 May 9;344(6184):620-3.

62.   Wertzberger BE, Steere JT, Pfeifer RM, Nensel MA, Latta MA, Gross SM. Physical Characterization of a SelfHealing Dental Restorative Material (Caracterização física

de um material de restauração dentária auto-regenerável). Jornal de Ciência dos Polímeros Aplicados. 2010;118:428-434

63.   Mehdawi IM, Young A. Materiais de restauração compostos antibacterianos para aplicações dentárias. InNon-Metallic Biomaterials for Tooth Repair and Replacement 2013 Jan 1 (pp. 270-293). Woodhead Publishing.

64.   Imazato S, Kuramoto A, Kaneko T, Ebisu S e Russell RR. 'Comparação da atividade antibacteriana de sistemas adesivos simplificados'. American Journal of Dentistry, 2002, 15, 356-60.

65.   Hansen EK e Asmussen E. 'Improved efficacy of dentin-bonding agents'.

66.   Jornal Europeu de Ciências Orais, 1997, 105, 434-9.

67.   Camps J, Pizant S, Dejou J e Franquin JC. Efeitos dos agentes dessensibilizantes na permeabilidade da dentina humana". American Journal of Dentistry, 1998, 11, 286- 90

68.   Yazdankhah SP, Scheie AA, Hoiby EA, Lunestad B, Heir E, Fotland T, Naterstad K e Kruse H. 'Triclosan and antimicrobial resistance in bacteria: an overview'. Microbial Drug Resistance, 2006, 12, 83-90.

69. Imazato S, Torii M e Tsuchitani Y. "Efeito antibacteriano do **compósito** que incorpora Triclosan contra Streptococcus mutans". Jornal da Faculdade de Medicina Dentária da Universidade de Osaka, 1995, 35, 5-11.

70.   Jedrychowski JR, Caputo AA e Kerper S. materials combined with chlorhexidines". Journal of Oral

Rehabilitation, 1983, 10, 373-81.

71.   Leung D, Spratt DA, Pratten J, Gulabivala K, Mordan
NJ e Young AM. ' Chlorhexidine-releasing methacrylate
dental composite materials'. Biomaterials, 2005, 26, 714553.

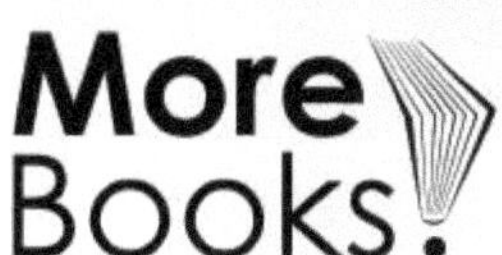

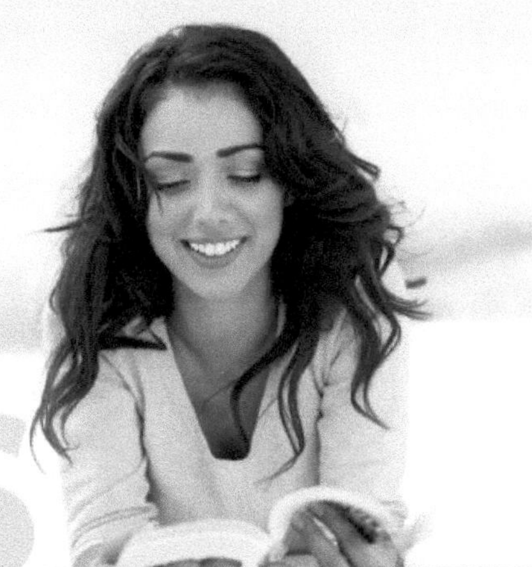

Buy your books fast and straightforward online - at one of world's fastest growing online book stores! Environmentally sound due to Print-on-Demand technologies.

Buy your books online at
www.morebooks.shop

Compre os seus livros mais rápido e diretamente na internet, em uma das livrarias on-line com o maior crescimento no mundo! Produção que protege o meio ambiente através das tecnologias de impressão sob demanda.

Compre os seus livros on-line em
www.morebooks.shop

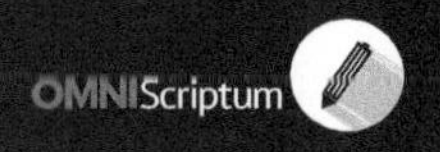

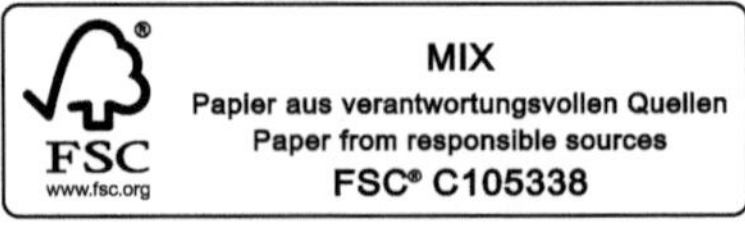

Printed by Books on Demand GmbH, Norderstedt / Germany